国家科技重大专项课题资助

课题名称：中药新药临床评价研究技术平台

课题编号：2011ZX 09302 – 006 – 01

新概念统计学

——统计思维与三型理论在医药领域中的应用

主　编

胡良平　张天明

副主编

李长平　郭　晋　田金洲　高　颖　柳红芳　吴圣贤

中国中医药出版社

·北　京·

图书在版编目（CIP）数据

新概念统计学：统计思维与三型理论在医药领域中的应用/胡良平，张天明主编.—北京：中国中医药出版社，2015.2

ISBN 978-7-5132-2269-3

Ⅰ.①新… Ⅱ.①胡… ②张… Ⅲ.①医学统计-研究 Ⅳ.①R195.1

中国版本图书馆 CIP 数据核字（2015）第 011926 号

中 国 中 医 药 出 版 社 出 版

北京市朝阳区北三环东路 28 号易亨大厦 16 层

邮政编码　100013

传真　010 64405750

北京市泰锐印刷有限责任公司印刷

各地新华书店经销

*

开本 787×1092　1/32　印张 9.375　字数 179 千字

2015 年 2 月第 1 版　2015 年 2 月第 1 次印刷

书　号　ISBN 978-7-5132-2269-3

*

定价　29.00 元

网址　www.cptcm.com

新概念统计学
——统计思维与三型理论在医药领域中的应用

编 委 会

沈　宁（军事医学科学院）

张　妍（军事医学科学院）

陈　箐（中国测绘科学研究院）

武　权（军事医学科学院）

苗迎春（北京中医药大学东直门医院）

柳伟伟（军事医学科学院）

胡纯严（军事医学科学院）

姜　淼（中国科学院大学）

徐松芝（中国科学院大学）

郭辰仪（军事医学科学院）

高　辉（解放军 95969 部队卫生队）

陶丽新（首都医科大学）

鲍晓蕾（兰州军区总医院）

前　言

很多临床医生和科研工作者的业务水平和技术很精湛，但对人文历史和人类文化关注得不够，表现为从事业务工作，特别是从事科研工作时，思路不够开阔、思维不够活跃，更缺乏创新性思维。近些年来，在我国人才培养的学术研讨中，希望重视并尽快落实"文理交融"的呼声越来越高，本书正是在这种社会大背景下应运而生。

面对很多人学了多遍统计学仍不得要领，还是一用就出错的事实，几乎所有的统计学工作者都感到很无奈。然而，在2004年的某一天，笔者接受了一项任务：给军事医学科学院2004级博士研究生做一场统计学方面的学术报告。笔者经过几天的深思熟虑之后，突然有一个闪亮的题目跳入脑海：统计学三型理论及其在生物医学统计学中的应用。

当初之所以能想出这个题目，得益于笔者多年的冷静思考：很多人（包括一些"海归"和学术精英、硕导和博导）的确很聪明，但就是学不会统计学。这是因为他们所学的统计学教科书严重脱离实际，教科书中呈现的基本上都是拟解决问题的"标准型"，而他们在实践中所面对的却是拟解决问题的"表现型"，当这二者不完全一致时，盲目地套用统计学教科书上的"标准型"几乎是必错无疑的！只有正确把握住了拟解决问题"表现型"背后的"原型"，再将"原型"正确地转变成统计学教科书中的某种"标准型"，才能对其进行正确的解答。由此可知，所谓统计学三型理论，就是任何与统计学有关的问题都存在"表现型""原型"和"标准型"。只要真正弄清楚了与每个拟解决问题对应的"三型"，再有的放矢，一般就不会出错，至少不会犯严重错误。在这次学术报告中，笔者赢得了一百多位在读博士研究生发自肺腑的热烈掌声，这极大地鼓舞和鞭策着笔者进一步进行深入研究，发掘统计学三型理论潜在的巨大作用。2005 年，笔者在《中华医学杂志》第 85 卷第 27 期上公开发表了一篇题为《统计学的三型理论及其在生物医学科研中的应用》的学术论文，并相继在全国各地以《统计学三型理论》为题做了数十场学术报告，还陆续主编出版了六部相关的统计学专著。

事实上，统计学三型理论就是透过现象看本质的统计思维的具体体现。用统计思维和三型理论去解读与医药科研有关的问题，可以在认识和解读事物和现象时达到化繁为简、由表及里之目的，使我们洞见症结、豁然开朗。

在统计学三型理论的论文和专著公开发表几年后，笔者在军事医学科学院和中国科学院大学的研究生统计学教学中，始终以此理论作为统计学课程的导入课，深受广大研究生的青睐。在大家的共同努力之下，笔者逐渐将"统计学三型理论"推广为"三型理论"。换句话说，虽然此理论最初产生于对医学统计学问题的解读，事实上它可以用于解读人世间的"万事万物"。本书的第六章至第八章正是上述两个科学院 2011 级和 2012 级部分研究生学习和运用三型理论解读医药领域中各种事物和现象的心得与体会。在此，笔者对所有直接和间接对本书作出贡献的人们，特别是热心的网友表示衷心的感谢！

值得一提的是，本书的出版得到了北京中医药大学东直门医院田金洲教授领衔的国家科技重大专项课题"中药新药临床评价研究技术平台"的资助。本院英语教研室张天明教授，解放军医学图书馆张妍同志，笔者以前的三位研究生李长平、郭晋和陶丽新，中国科学院大学研究生刘静、姜淼、徐松芝、陈箐，军事医学科学院研究生李双、孙日扬、沈宁、武权等，在搜集资料、撰稿和审校等方面对本书都作出了很大的贡献，在此一并致谢。

由于笔者水平有限，书中难免会出现这样或那样的不妥之处，恳请广大读者不吝赐教，以便再版时修正。

胡良平
于军事医学科学院
生物医学统计学咨询中心
2015 年 1 月

目　录

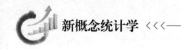

第一章
统计思维与三型理论概述

第一节　统计思维

一、概述

科学技术的发展日新月异，对统计学提出了越来越高的要求。时代呼唤正确的统计思维，而不是照抄和盲目套用那些繁琐的统计学公式。正确的统计思维是什么？是用透视的眼光观察事物，是用辩证的思维分析事物，即透过现象看本质的统计思维模式，可以概括为"八性"和"八思维"。

统计学在看待事物和处理问题时，离不开下列"八性"，即"系统性与代表性""随机性与均衡性""概括性与延展性"和"自悖性与相合性"。同时，统计学还离不开下列"八思维"，即"弱化静态思维，强化动态思维""突破正向思维，巧用逆向思维""跳出简单思维，步入复杂思维"和"活用横向思维，发展纵向思维"。

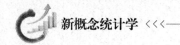

二、统计思维的八个特性

（一）系统性

许多实际工作者在科研工作中经常顾此失彼、丢三落四，常因考虑问题不系统、不全面，而导致一些研究工作前功尽弃。统计学强调考虑问题应当系统而全面，绝不应坐井观天，鲁莽行事，妄下结论。

（二）代表性

统计学不单纯是处理实验数据的学问，它更关注实验数据的来源和专业含义。这意味着强调实验数据的代表性如何，它肩负着谁的使命，它将为谁说话。更明确地说，实验数据反映的信息是否真实、全面、准确，将直接影响结果和结论的正确性。

（三）随机性

在自然界，特别是生物医学研究中，由于变异性的普遍存在，又由于通常无法研究总体中的全部个体，随机抽样研究是确保样本具有代表性的重要措施。要使样本很好地代表总体，不仅要确保样本含量足够地大，更要强调用随机的方法从总体中抽取样本，还要用随机的方法将样本分配到不同的对比组中去，否则，研究结论的可信度将会大大降低。

（四）均衡性

与研究问题有关的因素往往很多，作为实验分组的因素通常是反复挑选出来的少数几个，由它们决定的各小组受试对象在其他因素方面是否均衡一致，将直接关系到结论的正确性。

（五）概括性

统计学不是堆放全部数据的仓库，而可以抽象出数字特征，用以概括表达数据内在规律，不仅形象生动，而且言简意赅。

（六）延展性

人们所面对的研究对象的数目往往是无限大的，逐个研究几乎不可能，有时还具有很大的破坏性（如导弹质量的实验研究）。统计学告诉人们，可以只研究其中很小一部分，由此去推论总体规律，这就是统计学的延展性。

（七）自悖性

统计学中的方法并非总是万能的，有时用不同方法处理同一个问题，其结果自相矛盾，有时统计学结论与专业结论不相合。统计学有自悖性，似乎为某些人按自己的意志去选用统计分析方法创造了条件。但值得注意的是，自悖性的存在有时是由于人们曲解了某些统计学的理论和方法，所以我们千万不要被事物的表面现象所迷惑。

（八）相合性

统计学不能脱离专业知识，我们应根据研究目的、设计类型、比较类型、资料特点，选择合适的方法描述和分析资料，使整个过程具有相合性。

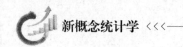

三、统计思维中的八种具体思维模式

（一）弱化静态思维，强化动态思维

很多人习惯用静态思维模式取代动态思维模式，因为静态条件下，可使复杂问题变得非常简单。事实上，这样做在很多场合下得出的结论是经不起推敲或经不起时间考验的，更确切地说，其结果不具有"重现性"。故处理统计学相关问题时需弱化静态思维，强化动态思维。

（二）突破正向思维，巧用逆向思维

通常人们考虑和解决问题的思路都是从简单到复杂、从直接到间接、从表面到实质，这些基本上都属于正向思维模式，它的确是解决很多实际问题的有效方法。但有时从相反的角度来考虑问题，即采取逆向思维模式，会使看似很复杂的问题变得易于解决。

（三）跳出简单思维，步入复杂思维

古话说"眼见为实，耳听为虚"，"百闻不如一见"。这就是说，人们亲眼看见的东西是客观存在的，必然是正确的；而道听途说来的信息有些可能是不真实的，甚至是错误的。但当人们看到的结果受到多种原因影响时，前述观点有时也会出错，因为它仍属于简单思维的产物。必要时，需要借助复杂思维模式，才有可能去粗取精、去伪存真、由表及里。

（四）活用横向思维，发展纵向思维

当人们希望了解事物内在联系时，不仅要进行横断面研究，还需要进行纵向追踪研究。因为横断面研究只能揭示事物之间的静态联系，而且，有些观察到的联系可能带有一定的假象，甚至说不清楚何为原因、何为结果。纵向追踪观察，则可以比较真实地发现事物内在的联系和发展变化规律。

综上所述，统计思想是非常宏观的，它实际上就是唯物辩证法思想在统计学领域的体现，是一种方法论。然而，在解读统计学问题，更确切地说，在解读世界上的各种现象时，以统计思想作为指导，再借助下面将要介绍的"三型理论"，不仅可以避免被事物的表面现象所迷惑，而且可以快速准确地把握住事物或现象的内在规律。

第二节　三型理论

一、概述

世界上的任何一种事物或现象都存在着"三型"，即"表现型""原型"和"标准型"。弄清每个实际问题的"三型"，再有的放矢地解读或解决，就不易出错。这种有效解决问题的思维方法被称为三型理论。

具体地讲，什么叫"表现型"呢？"表现型"就是人们将一个实际问题以自己最习惯的形式呈现出来的一种模式或结构，这种模式或结构常是一种假象，对合理

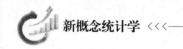

解释或解决它常会起误导作用。

比如说，某研究者同时用 A、B 两种药做某试验，每种药又考虑大剂量和小剂量两个水平，一共可以形成4 个试验组。研究者习惯上就认为"组别"是此试验中的试验因素，在其下标出第一组、第二组、第三组、第四组，给出各组某些定量观测指标测定值的平均值和标准差，并误认为此试验设计是单因素四水平设计，接着进行 6 次 t 检验或做一次单因素四水平设计定量资料的方差分析和 q 检验。这样做合适吗？

显然，以上做法都是错误的。这是由于研究者被"表现型"的假象迷惑所致。此处的"组别"在本质上是 A 药剂量与 B 药剂量的复合结果，即以单因素的形式表达了一个实际上包含两个因素的试验研究问题，以假乱真，这样常常使人陷入误区。

什么是"原型"呢？"原型"就是能全面正确反映实际工作者研究目的的一种模式或结构，这种模式或结构通常把问题的本质呈现出来了。例如，在上述例子中，在"药物分组"之下表示出"A 和 B 药均用小剂量""A 药小剂量、B 药大剂量""A 药大剂量、B 药小剂量""A 和 B 药均用大剂量"，这样把各药物组的含义明确表达出来，做统计分析时就会很慎重，一般不会盲目地进行两两比较。

什么是"标准型"呢？"标准型"就是一个正常人看待事物或处理问题时习惯上采用的一种表达模式或结构，这种模式或结构常以"不言自明"的方式把问题的本质呈现出来。例如，在前面的论述中，不用"组别"或"药物分组"等字样，而用"A 药剂量"与"B 药剂量"这样两个词，统计学上称它们为两个试验因素，每个试验因素都有大剂量与小剂量两个水平，与此试验对应的试验设计名称自然就是"两因素设计"了，更确切地说，应叫作两因素析因设计或 2×2 析因设计。但在两因素试验中，根据某些假设，还有其他的试验设计类型，如两因素系统分组设计、两因素分割设计等。因此，称某设计为两因素设计，只讲出了其表面现象，没有涉及其本质。有关这些设计的异同点，因篇幅所限，此处就不详述了。

为了使读者对三型理论更易理解、接受和把握，现以简洁的形式将前面所论述的问题再呈现一遍。

【问题 1-1】 某研究者同时用 A、B 两种药做某试验，每种药又考虑大小两个剂量水平，一共可以形成 4 个试验组。假定观测的定量指标为血小板计数（10^9/L）。如何呈现其设计类型？

表现型：本试验有 4 个试验组，可以表 1-1 的形式将其呈现出来。

表 1-1 与问题 1-1 对应的试验设计的表现型

试验条件分组	血小板（$\bar{x} \pm s$, 10^9/L）
第一组	$\bar{x} \pm s$
第二组	$\bar{x} \pm s$
第三组	$\bar{x} \pm s$
第四组	$\bar{x} \pm s$

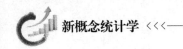

这个结构对应的试验设计类型为"单因素四水平设计"。

原型: 本试验有 4 个试验组,其真实情况应采用表 1-2 的形式来呈现。

表 1-2 与问题 1-1 对应的试验设计的原型

试验条件分组	血小板 ($\bar{x} \pm s$, 10^9/L)
A 药小剂量、B 药小剂量	$\bar{x} \pm s$
A 药小剂量、B 药大剂量	$\bar{x} \pm s$
A 药大剂量、B 药小剂量	$\bar{x} \pm s$
A 药大剂量、B 药大剂量	$\bar{x} \pm s$

这个结构对应的试验设计类型为"两因素的某种设计(具体设计名称暂不易确定)"。

标准型: 本试验涉及两个试验因素,未考察非试验因素。每个试验因素各有两个水平,共有 4 个不同的水平组合,形成了 4 个不同的试验条件,即人们习惯上所说的有 4 个试验组,其真实情况可采用下列两种形式来呈现,见表 1-3 和表 1-4。

表 1-3 与问题 1-1 对应的试验设计的标准型之一

A 药剂量	B 药剂量	血小板 ($\bar{x} \pm s$, 10^9/L)
小	小	$\bar{x} \pm s$
	大	$\bar{x} \pm s$
大	小	$\bar{x} \pm s$
	大	$\bar{x} \pm s$

表 1 - 4 与问题 1 - 1 对应的试验设计的标准型之二

A 药剂量	血小板 ($\bar{x} \pm s$, 10^9/L)	
	B 药剂量：小	B 药剂量：大
小	$\bar{x} \pm s$	$\bar{x} \pm s$
大	$\bar{x} \pm s$	$\bar{x} \pm s$

与表 1 - 3 和表 1 - 4 对应的结构在统计学上叫作什么试验设计类型呢？有两种可能的试验设计类型：其一，当两个试验因素对观测指标的影响有主次之分时，称为两因素嵌套设计或系统分组设计；其二，当两个试验因素对观测指标的影响无主次之分时，称为两因素析因设计或 2×2 析因设计。

值得一提的是，若在表 1 - 3 和表 1 - 4 的 4 个试验条件组中未做重复试验，即每个组仅一个受试对象且仅获得一个数据，其设计类型为"无重复试验的双试验因素设计"。当然，这种做法仅在两试验因素之间的交互作用可忽略不计且各试验条件下试验数据的重复试验误差在专业允许范围内的情况下可以被基本接受，且结论的可信度不够高，因为研究者无法保证两试验因素之间肯定不存在交互作用，同时，误差项的自由度很小。

二、三型理论产生的背景

大量数据显示，我国现代科技水平在不断提高，但与世界发达国家的水平和发展速度相比还有相当大的差距。文献计量学家发现，被科学引文索引（SCI）和工程索引（EI）收录的我国科技期刊的种类和论文数量虽在逐年递增，但从数量上来看还是相当少的，无法与美国、英国、荷兰、德国等国家的数量相比，被 SCI 收录的我国医药卫生类的期刊和论文数量更是少得可怜。这是为什么呢？有些专家分析了影响我国科技领域高质量论文产出量的客观原因，除了科技、财政、企业的投入不足，设备跟不上外，还有人才流失较严重，论文的深度、前瞻性不够，研究的范围和内容与国际脱轨而不被国际学术界认可，部分科研单位和个人强调科技成果应用而忽视论文写作，等等。类似的客观原因不胜枚举，但根据笔者对我国科技成果管理政策和科技成果本身质量的研究得知，问题的症结可能在以下三个方面：①我国科技管理政策对科研工作的科学性与严谨性的要求不够全面和具体；②我国科技管理政策缺乏统计学的思想和技术支持；③我国基础教育的理念有待更新，教育质量有待进一步提高。

针对以上问题，笔者认为：

第一，应当高度重视科技工作的科学性与严谨性。国内外许多研究表明，科技期刊论著中统计方法误用率相当高（15.9% ~ 100.0%），科研设计方面的错误约占 30.0%。就拿连续多年获得国家级科技期刊奖的某医学杂志来说，2000 年到 2004 年的五年间，共发表国家级、军队级、省部级基金项目的论文分别为 586 篇、38 篇和 71 篇，其中存在统计学错误的论文分别有 212 篇、14 篇和 32 篇，其错误率分别为 36.18%、36.84% 和 45.07%；若按基金类别分，发表国家自然科学基金和国家重点基础研究发展规划项目的论文分别为 394 篇和 36 篇，其中存在统计学错误的论文分别有 151 篇和 19 篇，其错误率分别为 38.32% 和 52.78%；若将非基金类论文一起考察，其统计方法误用率约为 80.0%。

几年前，笔者曾组织近 20 位志同道合者对我国生物医学期刊论文的统计学质量进行了大规模调查。调查方法是：将我国 500 多种生物医学期刊分为 16 大学科，调查每个学科中影响因子位居前 3 位的期刊中的论文，重点考察论文中统计研究设计和统计分析的应用质量。调查范围是：查阅并写出案例分析的内容，涉及我国 2006 年生物医学类学术期刊共 23 种，涉及的论文约 3000 篇，写出的专著约 50 万字。调查结果是：几乎所有论文中研究的课题都涉及两个及两个以上的影响因素，而在统计研究设计、统计表达和描述及统计分析方法的选择与实施上都完全正确的论文数目所占的比例很低。这与笔者近 5 年来为我国一些著名生物医学期刊审稿所得到的结果基本一致。笔者每年为我国高层次的生物医学期刊审稿约 300 篇，这些稿件是经两位医学专家初审后认为单从生物医学或临床专业角度看可以发表的稿件，其统计方法误用率基本保持在 90% 左右。若专门挑出那些涉及多因素、多指标的研究课题的稿件来评价，科研设计和统计分析都正确的实在很难寻觅。尤其是临床研究论文，绝大部分属于"回顾性描述临床诊疗过程"和"回顾性整理和分析临床资料"两大类型。这些课题和论文在试验设计的四个基本原则（随机、对照、重复、均衡）和设计类型的掌握及质量控制方面都暴露出不少问题。调查还发现，除了少量介绍新药的Ⅱ期和Ⅲ期临床试验论文外，我国临床科研严重缺乏"前瞻性的完全随机对照的临床研究"。

这些出人意料的数据，说明了我国科技工作，特别是生物医学研究领域内的科技工作在科学性和严谨性上存在的问题不容忽视！

第二，应当高度重视科技管理的质量和水平。要想提高整个国家的科技质量，单凭科技人员的自身素质、认识水平和各单位、各部门的土政策是不够的。国家应制定保证和提高科技质量的科技政策，并加强科技管理、监督和检查的力度。①应当清楚地认识到统计学在科研管理中的作用是不可忽视的。在科研课题的审批过程中，若评审者缺乏统计学知识，无法辨识出申请书中科研设计的错误，则可能会错误地批准不合格的申请项目，使国家的科研产出低于科研投入，甚至使巨额科研经费产出一堆废品。②统计学在科研成果评价中是不可缺少的。成果评价是科技管理的重要内容之一，如何界定科研成果的质量与水平，包括及时准确地发现伪科学的东西，其最有力的工具就是统计学。如果一个科研项目在科研设计和统计分析上出现了严重问题，将直接导致结论错误。在科技管理活动中，若缺乏高水平的统计学专业人员，将使科研成果的评审失去权威性、公正性和科学性。③科研管理的质量和水平的高低，直接影响到我国科研工作的质量和水平。因为在整个科研工作中，自始至终贯穿着随机因素的影响，若对从科研设计、科研过程中的质量控制、成果的科学评价，到成果的推广应用的每一个环节，都能够科学地运用统计学知识进行评估，则可以提高管理绩效、完善管理职能、提高管理质量，可以收集到反映各环节科研质量的基础数据，有利于制定完善的科技管理政策和科学地实施宏观管理。具体地讲，应在各类基金课题的评审、成果的审批、学术期刊的审批和学术论文质量的审查等方面，把科研设计和数据的科学处理作为重要的审查内容，把科学性与严谨性具体化，使之落到实处。做到这一点，充分发挥统计学学科和统计学工作者的作用，对提高我国科技政策与科技管理的质量和水平是至关重要的。

第三，应当高度重视我国基础教育理念的改变和质量的提高。很多科技工作者是大学毕业，有的甚至是硕士和博士毕业，学了多遍统计学仍不得要领，几乎是一用就错，原因何在？不是他们不够聪明，而是他们所学的统计学教材严重地脱离科研实际。教材中所写的内容是经过统计学工作者加工过的，实际问题的"原型"已不见踪迹，导致学习者学完统计学后不能正确地将实际问题的"原型"正确地转变成可以处理的"标准型"。他们没学到统计学的思想和精髓，只能盲目地"照葫芦画瓢"，因此，十有八九会套错。传统的"填鸭式"教学方法也是导致前述后果的重要原因之一。从现行的一些统计学教科书、教学方法和教学效果来看，我国基础教育理念的改变和质量的提高应当受到高度的重视。在

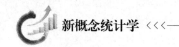

教育理念上，必须强调理论密切联系实际。理论是为实践服务的，要在打牢理论基础的前提下，注重实际技能的培养。检验教学质量高低的标准是看科技工作者运用所学理论解决实际问题的能力。

综上所述，时代呼唤"三型理论"的诞生。虽然此理论开始是为教会人们学会统计学而创立，但它问世后不仅仅局限于统计学的学习和运用，也可以用来解读世界上的万事万物。

值得庆幸的是，2004年笔者有幸被邀请在"军事医学科学院博学讲坛"上为本院博士研究生做了一场学术报告，笔者经过深思熟虑之后把报告的题目定为《统计学的三型理论在生物医学领域中的应用》。这是首次在公开场合下提出这个理论，始料未及的是，它刚一被提出，就得到了青年学者的积极评价，在随后的多次全国学术报告中得到了广大生物医学科研工作者和硕士、博士研究生的一致好评。

三、三型理论的应用成果

笔者于2005年在《中华医学杂志》上正式发表了关于三型理论的学术论文《统计学的三型理论及其在生物医学科研中的应用》。在随后的几年中，笔者在全国各地举办了数十场学术活动，讲授的题目就是"运用三型理论指导统计学的学习和应用"。与此同时，笔者正式主编出版了六部统计学专著：《统计学三型理论在实验设计中的应用》（人民军医出版社，2006.7）、《统计学三型理论在统计表达与描述中的应用》（人民军医出版社，2008.6）、《医学统计学——运用三型理论分析定量与定性资料》（人民军医出版社，2009.8）、《医学统计学——运用三型理论进行多元统计分析》（人民军医出版社，2010.4）、《医学统计学——运用三型理论进行现代回归分析》（人民军医出版社，2010.7）、《正确实施科研设计与统计分析——统计学三型理论在生物医学领域中的应用与发展》（人民军医出版，2011.5）。

这次出版的这本书是此系列的第七部。前六部仅将三型理论局限于统计学领域的应用，现在的这部专著是将三型理论用于解读与医学有关的问题，其内容涉及生物学、临床医学、心理学等方面。更值得一提的是，本书也是三型理论在研究生统计学教学中的成果。

四、三型理论的发展与展望

大量实践告诉人们，要想正确使用统计学解决科研中的实际问题，必须弄清实际问题的本质，即"原型"。任何一个与统计学有关的实际问题都存在着"三型"，弄清与每个实际问题对应的"三型"，再有的放矢地应用统计学，才能用对统计学。这就是笔者最初创立的"统计学三型理论"。

事实上，面对世间的每种事物，当人们还没有彻底了解和把握它们时，它们都以"表现型"的面貌呈现在人们的面前。有时人们会被"表现型"的假象所迷惑，常不会自觉地去弄清其"原型"和"标准型"分别是

15

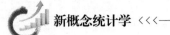

什么；有时人们会被其"原型"的凶狠所吓到，如地震，人类至今尚没有掌握地震的"标准型"（即准确预知在何时何地发生多大规模的地震，如何阻止地震的发生）。世上正在发生、即将发生和未来会发生的任何事情，都可以用三型理论去解读，只是很多复杂事情的"原型"和"标准型"需要人类用无限的智慧和永无止境的实践方可找出而已。但对于绝大多数事物和现象，人类运用三型理论是可以轻松而又正确地获得其"原型"和"标准型"的。

本书将介绍此理论中"三型"之间的相互关系，并举例说明如何正确运用此理论解决生物医学科研中的实际问题。

第三节 统计学三型理论中 各型间的相互关系

一、"三型"之间的相互关系

通过分析和总结医学科研工作中出现的大量实际问题，不难发现：有些问题的"表现型"就是问题的"原型"，有些问题的"表现型"需要通过结构变形使其转变成"原型"，还有些问题的"表现型"需要通过拆分使其转变成"原型"。

"原型"与"标准型"之间存在什么样的关系呢？有些问题的"原型"就是问题的"标准型"，有些问题的"原型"需要分解成多个"标准型",还有些问题的"原型"根本不存在与之对应的"标准型"。就统计领域而言,最后这种情形通常发生在试验设计不规范,甚至有严重错误的情况下(试验数据不可用)。此时,最好是推翻原先的设计,重新设计,重做试验。

笔者通过阐述统计学三型理论的客观存在性及各型之间的相互关系,提出破解三型的技巧与策略,为人们编写高质量的统计学教材、巧妙地讲授统计学、轻松地学习统计学和正确地应用统计学提供一种崭新的理念、理论和方法。统计学三型理论可以使实际工作者在试验设计类型的识别和统计分析方法的合理选用上做到举一反三、触类旁通。

二、不易出错的"三型"和极易出错的"三型"

若一个实际问题对应的"三型"完全相同,只要这个问题本身不很复杂,而且实际工作者已具备处理此类问题所需要的知识和技能,处理起来通常是不易出错的。

若一个实际问题对应的"三型"属于上述最复杂的情形,即"表现型"需要经过变形或拆分才能转变成"原型",或"原型"又根本不存在与之对应的"标准型",则实际工作者处理起来则极易出错。

三、破解"三型"的技巧与策略

实际工作中,要全面学习和掌握各类问题的"标准

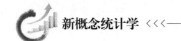

型"，学会透过"表现型"的表象看清其"原型"的本质，借助专业知识和统计学知识将"原型"所对应的"标准型"（如果存在的话）揭示出来，从而使问题迎刃而解。若"原型"所对应的"标准型"根本不存在，则很可能试验设计有严重错误或数据没有得到正确的处理，这时应对拟解决的问题做出应有的裁决。

怎样才能用好统计学三型理论呢？首先需要对统计学中各种问题所对应的"标准型"有全面系统的了解和掌握，力求做到胸有成竹；其次，要冷静地看待实际工作者（包括学习者本人）习惯采用的"表现型"，不要被表象所迷惑；第三，要紧密结合专业知识和统计学知识将实际问题的本质搞清楚，使问题的"原型"能更真实地显露出来。对于拟用统计学解决的每一个具体问题，先从问题的"表现型"入手，再设法弄清问题的"原型"，进而将"原型"通过变形或拆分使其正确地转变成统计学上的"标准型"，以便用最合适的统计学方法予以处理。

第四节　与统计学三型理论有关的深层问题

一、统计学三型理论提出的依据

统计学的理论和方法很多，但其指导思想和精髓是概率论和数理统计。概率论和数理统计的理论和方法在不同学科中的具体应用就产生了工业统计学、农业统计学、经济统计学、生物统计学、医学统计学、卫生统计学、遗传统计学等学科。可以这样说，某一特定研究领域中的统计学总是以解决这一领域中一系列具体问题为目的，而绝不是数理统计学中复杂公式的计算原理和推导过程的"翻版"。任何不能解决实际问题的统计学教材，无异于浪费无数学习者宝贵的时间和精力，严重阻碍高质量人才队伍的建设和科技质量的提高。

　　一本能够解决实际问题的好的统计学教材应具备如下特征：其理论和方法来源于概率论和数理统计，但不拘泥于公式的推导和繁琐的统计计算；着眼于科研中的实际问题，但不只呈现其脱胎换骨后的结果，而从实际工作者习惯的"表现型"入手，尽可能使其全部或绝大部分得以展示出来，通过对实际问题的"表现型"由浅入深、由表及里地分析，揭示出问题的"原型"，最后结合统计学中处理各类问题的规则，将"原型"转化成统计学中的"标准型"，从而使实际问题能够得到合理的解决。

　　由此可见，统计学三型理论来源于实践，是在处理各种实际问题时归纳总结出来的，是自然形成的，不是凭空臆造的。之所以说它具有很强的生命力，就在于它刚被笔者提出就得到很多学过多遍统计学的人的认可与青睐，将在未来统计学教科书的内容选取、组织形式和统计学教学方法等方面发挥重要作用，将为未来统计学教学改革提供崭新的思路和技术方法。

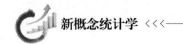

二、统计学三型理论的适用范围

众所周知，统计学中包含的内容很多，有基本概念（如因素及其水平组合、交互作用、统计资料的性质）、统计设计、统计表达与描述、定量与定性资料的统计分析、相关与回归分析、多元统计分析等，这些内容一般都存在其"表现型""原型"和"标准型"，只是人们平时并不留意而已。换句话说，统计学三型理论贯穿于统计学的全部内容，一旦掌握了就可以达到"纲举目张"之效果。

三、统计学三型理论与三型理论

三型理论的雏形是"统计学的三型理论"，而其成熟形式是"一切事物和现象的三型理论"，简称为"三型理论"。因为此理论最初是源于统计学的教学实践，而其思维方法和解决问题的策略可用于解读任何事物和现象。

统计学三型理论就是把科研工作中与统计学有关的问题归结为"表现型""原型"和"标准型"，在解决具体问题之前，弄清与每个实际问题对应的"三型"分别是什么，从而深刻揭示问题的本质，科学合理地运用统计学解决各种实际问题的一种理论。而三型理论就是认为历史与现实、太空与地球、人类与自然所涉及的一切事物和现象都存在"表现型""原型"和"标准型"，一旦掌握了事物和现象的这三型，就可以正确地认识它，甚至可以驾驭它。

（胡良平　刘惠刚　张天明）

第二章
用统计思维与三型理论解读课题统计设计问题

第一节　课题设计

一、概述

一个课题一旦确定，就有了一个明确的研究目的。为了科学严谨、经济可靠地实现此研究目的，在采取具体操作之前，所做的一切考虑和安排被称为课题设计；任何一个已经完成但没有课题设计的科研课题都没有资格被称为课题；任何一个有严重错误或硬伤的课题设计都应当毫不犹豫地被废止；任何一个基于有严重错误的课题设计所得到的结果都应该被坚决地推翻，更不应该借此发表学术论文、申报专利、成为科研成果，或推广应用其所研究的新药或新医疗器械。

二、课题设计方案的分类

体现课题设计的东西被称为课题设计方案。一般来

21

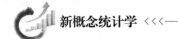

说，课题设计方案应当分为两大类，即课题框架设计方案和课题统计设计方案。前者是从形式上提纲挈领地展现拟研究课题的宏观管理和支撑体系的材料或文件，后者是从内容上介绍如何高质量地完成好拟研究课题的微观管理和实施细节的材料或文件。

三、我国现行课题设计中存在的问题

经过大量的考察发现，我国现行的绝大多数科研课题只有类似"课题申请书"和"科研任务书"之类的所谓课题设计方案，这充其量只能算作不太完善的"课题框架设计方案"，严重缺乏"课题统计设计方案"。

显然，一个不完善的课题框架设计方案不具有可操作性，无法担当起指导高质量地完成一个重大或重点科研课题的重任。这一点应尽早尽快引起国家和省部级科研管理部门的高度重视，并加强课题实施的起步、过程和结尾的质量监督管理和检查。起步阶段的质量几乎完全取决于课题框架设计方案和课题统计设计方案的质量，实施过程中的质量几乎完全取决于对前述两个方案遵守的严格程度和具体的质量控制能力，而课题结尾阶段的质量几乎完全取决于资料收集、整理、分析和总结的质量。

四、课题统计设计方案的分类

科研课题的规模和类型不同，涉及的课题统计设计方案也不尽相同。

从课题规模上来划分，一个重大科研课题通常至少要分解成以下三级：总课题、分课题和子课题。通常，一个总课题下面应分成 5~10 个分课题，而每个分课题下面又可能会分成 3~6 个子课题。每个子课题下面一般不再细分更低层次的小课题了，但若是试验性的子课题，每个子课题下面常常还需要细分成多类试验。

从课题类型上来划分，一个重大科研课题可能会涉及试验研究和调查研究两种类型。而与医学相关的试验研究中，又可根据受试对象的不同，分为以动物或样品为受试对象的试验研究和以健康人或某病患者为受试对象的临床试验研究。因此，课题统计设计方案包括以下三类，即课题试验设计方案、课题临床试验设计方案和课题调查设计方案。

五、课题试验设计方案中普遍存在的问题

经过多年对科研档案材料的调查发现，我国科研课题设计方案普遍存在两个问题。

其一，课题试验设计方案缺失或过于笼统和简单。经常会看到一个重大科研课题的课题试验设计方案只有 5 页 A4 纸左右，而与其对应的试验记录本却有几十甚至上百本。这些试验记录本大约涉及 5~10 类试验研究问题，它们应当是 5~10 个具体的试验设计方案指导下的试验结果，而现实的科研实践中，这些试验设计方案几乎是不存在的！

其二，课题试验设计方案重点内容不突出且不具有

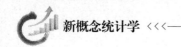

可操作性。很多科研课题的数十本甚至上百本试验记录中密密麻麻地记录着每天或每个阶段试验过程的"流水账",至于每个试验研究的三要素是什么、四原则是如何遵循的、试验设计类型是什么、采取了怎样的质量控制、质量控制的效果如何,则几乎是一笔糊涂账!由此可知,像这样缺乏课题试验设计方案或仅有不完善的课题试验设计方案指导的试验性科研课题的研究质量是非常令人怀疑的,是不合格的!

第二节　课题统计设计方案的撰写要领

一、课题统计设计方案撰写重点概述

(一) 三要素

1. 受试对象

其一,试验研究的受试对象是动物或标本。对于某个特定的试验,用何种动物或标本作为受试对象,必须结合研究目的,根据专业知识来论证确定,而不能随心所欲地想用什么动物就用什么动物,想用什么标本就用什么标本。

其二,受试对象的多少,应根据研究目的、试验设计类型和比较类型、主要评价指标的性质,结合专业知识和样本大小估计方面的统计学知识及公式来确定,不能随心所欲、主观臆断。

其三,应明确提出受试对象的质量要求,即制定合理的纳入标准、排除标准、中止标准、终止标准和剔除标准，以保证它们的同质性，并从可行性、对处理因素的敏感性等方面综合考虑受试对象的选择和确定问题。

其四，应尽可能做到随机选取或随机分配受试对象，而不要随意选取或随意分配，全凭个人喜好，爱怎么选就怎么选，爱怎么分配就怎么分配，必须保证所选取的样本对特定总体应具有极好的代表性。

2. 影响因素

影响因素通常包括试验因素和重要非试验因素。试验因素是根据研究目的而确定的施加于受试对象的外界干预条件，而重要非试验因素是研究者不想关注但它们"不请自来"且的确会影响试验结果的内在和外在条件（如病情轻重、心情好坏等）。确定影响因素时应注意以下几点：

其一，分清试验因素和非试验因素。试验因素是研究者要研究的因素，又称研究因素。非试验因素是指试验因素以外的能够引起试验效应改变的因素。比如研究某种药物的降压效果（以安慰剂作为对照），则药物的种类是试验因素，而受试对象的精神状况、遗传因素及运动情况等就成为非试验因素。研究者应使各剂量组所受到的非试验因素的影响尽可能保持一致，以便使各组之间具有可比性，这是均衡原则直接指向的内容。

其二，要抓住主要的试验因素。一种试验效应往往由多种因素的共同作用引起。不可能也没有必要将所有的因素都放在一个试验中进行研究，试验设计时只要抓住那些最主要的试验因素加以研究即可。例如，当各种药物的最佳用药剂量已知时，欲比较3种同类药物的疗效好坏，就可以仅考虑"药物种类"这一个试验因素，"药物剂量"这个因素就可以不予考虑，因为每种药物仅取其最佳剂量即可。

其三，试验因素应当标准化。试验因素施加于受试对象，其成分、形式、施加强度（即水平）、时间、方法、环境条件和实施人员等必须固定，称为试验因素的标准化。试验因素在研究过程中应始终保持不变，并使之与试验效应之间有明确因果关系，这是得出可靠结论的有力保证。试验因素是否标准化，对试验结果的影响较大。如果观察一种药物的效果，在选定了合适的受试对象后，其药物的成分、含量、产地、采摘季节、生产厂家、批号、剂型在研究过程中要保持不变，药物的剂量、给药时间、给药次数、给药途径（口服、注射、吸入等）、环境条件（温度、湿度、气压等），以及观察人员等均应保持一致，中途不得轻易改变。同样，非试验因素也必须遵循标准化原则，否则这些非试验因素或多或少会影响研究结果，导致结论出现偏差。例如，某课题研究硒对机体的影响，第一批试验用硒的生产厂家是上海某一厂家，第二批试验用硒购自北京某一厂家，这就是不允许的。虽然都是硒，但生产厂家不同，两个厂家生产硒所选用的矿石及来源可能不同，其纯度可能不同，其杂质含量也可能不同。

其四，几乎在每一个试验研究中都存在重要的非试验因素，有时还不止一个。如何找准找全重要非试验因素并采取合理且有效措施处置它们也很重要，因为它们常对一个试验研究课题起"一票否决"的作用，绝对不可掉以轻心。

3. 试验效应

体现试验效应的指标是用来揭示受试对象接受试验因素后所表现出来的某些现象或特征，根据这些指标得出的结果，可反映试验因素的作用强弱。

（1）评价指标：效应指标的选择是试验设计中的一个重要问题，可以反映研究水平的高低，甚至决定一项研究的成败。一项研究选择什么样的效应指标、选择多少个效应指标，必须根据研究目的、研究内容及专业知识来确定，所选的指标原则上要能将研究的本质问题清楚而准确地反映出来，指标过多是一种浪费，过少则不足以说明问题。

①诊断性指标：与慢性疾病有关的诊断指标，与恶性肿瘤有关的诊断指标，与心理状况有关的诊断指标，与人体八大系统（运动系统、神经系统、内分泌系统、循环系统、呼吸系统、消化系统、泌尿系统、生殖系统）有关的诊断指标。

②疗效评价指标：一般健康体检指标，与人体八大系统所处状态有关的检查指标。

③安全性评价指标：一般安全性指标（如是否引起过度兴奋、失眠、胃不适等），严重不良反应（皮疹、呕吐、厌食等）。

每一类指标都应区分出主要指标和次要指标。主要指标是反映研究的核心问题，必须齐全，一个也不能少，但数目不应过多，通常以一个或两个为宜；次要指标是辅助说明问题的，可依其价值大小选取，可选可不选的指标则不选，以避免指标过多而分散精力。

　　从性质上看，效应指标可分为定量指标（如血小板的测定结果）、半定量指标（如从影像材料上读取数据）和定性指标（如分为治愈、显效、好转、无效、死亡）。

　　效应指标的选择还要求符合下列条件：特异性或关联性，客观性，灵敏度、准确度和精密度。

　　（2）测定时间：前两类指标均应在开始此课题研究之前测定其取值，被称为本底数值。后两类指标均应在此课题开始之后的多个时间点上进行重复观测。

　　由于生活方式对人体健康状况的影响是一个漫长的过程，故各检测时间点之间的间隔不应过短。一般来说，检测时对身体健康不构成明显影响的指标的测定时间间隔可定为三个月（如从尿液中检测的指标、血压、心率和心电图等指标），检测时对身体健康略有影响的指标的测定时间间隔可定为半年（如从血液中检测的指标、透视、B超检查、胃镜检查等）。另外，监测的总时间长度最短为两年，若条件允许，可监测 5 年或 10 年以上，则结论的可信度更高。但监测时间越长，对重要非试验因素的控制就越难，又会降低结果的准确度。

　　（3）测定方法：各种指标的测定方法事先都要标准化。若需要采用某种仪器来测量，则仪器的制造厂家、仪器型号、仪器的使用方法都应始终如一，不可随意改变；若测定时需要试剂，则试剂的生产厂家、批次和质量标准都应始终如一，不可随意改变；若测定需要一定的程序和技术，应事先制订统一的操作规程。总之，一切可能导致指标测定结果不准确的因素都应在操作者的可控范围内，并确保测定的结果在专业允许的准确度范围之内。

（二）四原则

1. 随机原则

第一，要牢记随机化的意义。大家都知道，对照组与试验组除试验因素的水平不同外，其他非试验因素的水平最好是完全一致的、均衡的。但事实上不可能做到完全一致和绝对的均衡，只能做到基本上的一致和均衡。在试验中能使两者趋于一致或均衡的主要手段就是随机化。

第二，要掌握随机化的方法与措施。随机化的方法有多种，常用的有完全随机化、分层随机化和动态随机化。值得一提的是，分层随机化常常最有效而且也极具可操作性。在具体的试验研究中，关键要确定受试对象按什么进行分层。一般来说，应找出来自受试对象的属性因素，如性别、血型、病情、患病时间、疾病类型等。所确定的分层因素一定是本次试验研究中对主要评价指标最有影响的全部重要非试验因素，由它们形成"复合型"的分层因素。基于找出来的分层因素将全部受试对象进行分层，再采用完全随机化方法将各层中的

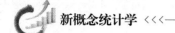

受试对象分配到全部处理组（包括试验组和对照组）中去。

2. 对照原则

第一，要牢记设置对照组的意义。缺乏对照的研究是没有说服力的。当然，对照不全或对照设置得不合理同样没有说服力。

第二，要掌握对照的基本形式。对照有多种形式，可根据试验研究内容的不同，选用不同的对照形式。通常在一个试验研究中容许多种对照形式并存。

第三，要设置合理的对照组。试验设计中，无论采用何种对照形式，都必须要符合"齐同对比"这一前提，即符合同时、同地、同环境、同种、同重或同体表面积、同批号等要求，对照才有价值。

第四，试验研究中对照组的数量不能一概而论。通常一个试验因素至少应该有一个对照组，有时所有组间互为对照组。在多因素试验研究中，每个因素也至少有一个对照组。总之，在全部的组中，任何一个组都应当有与其具有高度可比性的对照组。

3. 重复原则

要正确理解重复原则的含义并牢记试验研究中重复的意义。试验研究中的重复是指按试验设计确定的受试对象要达到一定的数量，即在相同的试验条件下要对足够数量的受试对象进行观察。重复是消除非试验因素影响的一种重要手段。因此，在进行试验设计时，要对受试对象的数量，即样本大小作出科学合理的估计。要正确选择样本含量估计公式，正确估计样本大小，关键是要能根据试验设计的类型、比较类型及预试验结果或其他资料信息，选择正确的样本大小估计公式，这与多种因素有关。

（1）研究目的和结果的应用范围：就研究目的而言，开展相同的试验研究，若目的仅为得出其差异性分析结果在统计学上有无意义，而并非必须结合实际问题，可能样本含量不需要很大；而要使所得结论经得起时间和实践的检验，可能需要的样本含量就要大很多。例如，新药或新医疗器械的临床试验研究中，仅依据统计学原理估算出来的样本含量可能会低于药物研究的法律法规或指导原则中规定的基本样本含量。

就应用范围而言，范围越大，个体的变异也就越大、个体所处的环境条件也会相差越大。例如，所研究的问题将涉及全国范围还是仅涉及北京市范围或北京市海淀区范围。范围越大，所需要的样本含量就会越大。

（2）设计类型：设计类型不同，所需要的样本含量也不尽相同。一般来说，某种多因素设计类型所需要的样本含量会多于单因素设计类型，而单因素多水平设计所需要的样本含量又会多于单因素两水平设计。事实上，迄今为止，对于较复杂的设计类型而言，尚无科学严谨的样本含量估计方法或公式。

（3）比较类型：通常的假设检验都是针对差异性分析的，然而，在新药或新医疗器械的临床试验研究中，近些年发展起另外三种假设检验类型，即非劣性检验、等效性检验和优效性检验。一般来说，这三种比较类型仅局限于单因素两水平设计（简称为成组设计）。

（4）资料性质：上述提及的三类（诊断性、疗效性、安全性）指标中都应有主要与次要指标，估计样本含量时应依据主要指标的性质（定量还是定性）选用不同的计算公式或程序。一般来说，定量指标所需要的样本含量要少于定性指标所需要的样本含量。对三类指标中的主要指标分别估算样本含量，取样本含量最大者。

（5）本底数据及精确度要求：无论主要指标是定量的还是定性的，都需要知道其本底数据是多少，还需要知道研究者对结果精确度的要求。

若拟研究的问题属于单因素两水平一元定量资料非劣性试验问题，要想估计出合适的样本含量，就需要提供下列本底数据：①两组各自的平均值、标准差；②非劣效的界值 δ（需要由多位不同单位的临床专家共同讨论后确定）。

还需要提供关于未来假设检验结果的精确度的要求：① 允许犯第 I 类（或称假阳性）错误的概率 α；② 允许犯第 II 类（或称假阴性）错误的概率 β 或检验功效（也称为把握度）1 − β。

4. 均衡原则

第一，要明确均衡原则对于试验研究的重要意义。试验组和对照组必须在一切重要非试验因素上均衡一致，即在试验中，各组受试对象除了将要接受的某种试验因素的水平值不同外，其他一切条件应尽可能相同或相近，以消除非试验因素对试验结果的影响。

第二，要掌握实现均衡的方法。为达到均衡的目的，首先要了解抽样总体的大致情况，找出影响试验结果的非试验因素，以非试验因素中的重要者进行分层，再在分层的基础上，层内随机抽样并进行分组。

第三，均衡原则是一个把关的原则。从受试对象的质量要求开始，直到试验数据被测定到，这个过程中的任何一个环节稍有闪失，都会影响均衡性质量。因此，科研工作者不仅自己要具备丰富的专业知识和统计学知识，尽可能把试验设计方案制定得更完善，还应请同行专家和统计学专家协助修改和完善试验设计方案，尽量做到毫无破绽。

（三）质量控制

1. 在设计方案中的具体体现

科学完善的设计方案还应该列出在具体实施课题研究过程中可能出现的一切问题如何处置，特别是影响结果的准确性，甚至导致课题研究失败的可能性的防范。具体方面如下：

（1）应在课题统计设计方案中，在醒目的位置，以足量的篇幅、敏锐的思维、细致的笔墨呈现出必须控制和如何控制的内容。

（2）应在课题的具体实施过程中，时时刻刻都关注在课题统计设计方案中所写出的质量控制事项。同时，还应随时留意是否出现了超出事先预知的质量控制事项。一旦出现了这种"不速之客"，应坚决果断且合理

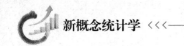

恰当地采取处置措施，使其对结果的不利影响降至最低程度。

（3）应在课题基本结束且科研资料尚未被分析之前，认真检查所获得的科研资料的真实性和准确性。一旦发现了问题，不应盲目进行数据处理，应仔细彻查导致科研资料不真实和不准确的真实原因。若原因出自课题统计设计方案的重大失误，则应接受整个课题研究已经失败的现实；若原因出自课题研究过程中某些环节上质量控制不够严格，未及时发现和纠正错误，则也应接受整个课题研究已经失败的现实；若原因仅仅出自过失误差，导致极个别数据异常（如机器或仪器或试剂突发故障或失效，读取或抄写错误等），能够找回原先的真实数据则结局最为理想，不能找回原先的真实数据时直接将其删除，也不会影响大局。当然，若能在出现极个别异常数据的试验条件下重新验证，则是科学严谨之举。

2. 应着重把握的重要内容

质量控制的结局是确保科研数据准确可靠。因此，质量控制的源头是"找准找全重要的非试验因素"和"采取有效措施控制非试验因素对结果的影响"。而重要非试验因素来自何处？参见图2－1，便可初步知晓其大致内容。

由图2－1可知，重要非试验因素的主要来源有：环境和条件、受试者和研究者。前者是试验研究中除试验因素之外赖以完成试验不可回避的辅助条件，而后者

质量控制

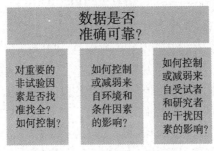

图 2-1 质量控制的重要内容

既包括了前者的功能还附加了"心理因素"产生的效应。

（1）环境和条件因素：包括空气质量、温度、湿度、光线、气流与风速等，仪器设备的质量和型号、试剂的质量和批次等。在多中心临床试验中，容易表现为明显的中心效应。

（2）受试者因素：若受试者是动物，其非试验因素将涉及品种和品系、性别、年龄和代次、健康状况等。若受试者是人，其非试验因素将涉及年龄、性别、健康状况或患病严重程度或患病时间长短、是否处在特定的生理或健康状态时期（如围绝经期与绝经后期、胎儿期与婴幼儿期、疾病急性期与缓解期），尤其是心理因素，很容易降低受试者依从性。

（3）研究者因素：包括研究者对所做试验的熟练程度、操作和检测的精准程度、态度和责任心，尤其是心

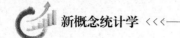

理因素，在收集和判定主观性指标的数值时很容易使结果产生偏性。

（四）数据管理

事实上，数据管理的内容很多，首先应编制出与课题统计设计方案对应的配套表格。若课题中涉及试验研究内容，则配套表格就是与各种设计类型对应的表格；若课题中涉及临床试验研究内容，则配套表格就是病例报告表（常简称为 CRF 表，即 Case Report Form）；若课题中涉及调查研究内容，则配套表格就是调查表。其次，在课题实施过程中，应随时记录科研资料，也就是填写上述的各种表格。

数据管理应该是把检查各种表格填写是否完整、正确作为起始内容，接着就是在计算机上创建便于修改、查找、录入和核查的表格结构，即数据库。数据库创建成功之后，录入数据并对其进行核查，核查无误之后，再根据统计分析计划书进行编程，实现各种统计表达与描述及统计分析。

（五）数据处理

一般来说，在课题统计设计方案中应粗略地给出统计分析计划书，包括此课题资料的统计分析目的和可能要用到哪些统计分析方法，以及分析结果将会采用何种格式的表格呈现出来。数据处理通常包括数据的呈现形式、数据的探索性分析、数据的统计表达与描述、数据的统计分析、统计分析结果的解读、统计和专业结论。这方面的内容很多，此处就不一一赘述了。

二、课题试验设计方案中应重点撰写内容的细化

课题试验设计方案的撰写重点为如何确保均衡性。具体地说，即如何选定合适的设计类型，如何有效控制重要非试验因素。

（一）选择合适的试验设计类型

1. 试验设计类型分类

若按设计中涉及的因素个数来划分，第一类为单因素设计类型，一般包括单组设计、配对设计、单因素两水平设计和单因素多水平设计四类。第二类为多因素设计类型，一般包括随机区组设计、无重复试验的双因素设计、拉丁方设计、交叉设计、析因设计、含区组因素的析因设计、重复测量设计、正交设计、稳健设计等。

2. 选择合适的设计类型的方法

一般来说，要根据研究目的、课题复杂程度、经费多少、研究时间长短等一系列信息选定设计类型。

3. 选择试验设计类型的指导思想

面对一个具体的试验研究问题，究竟应该选择什么试验设计类型呢？首先应考虑拟考察的试验因素的个数、各因素的水平数，以及是否要考察因素之间的交互作用。其次，应考虑必须加以控制的重要非试验因素的个数及其水平数。第三，应结合专业知识，考虑各因素在施加时有无特殊要求，如同时施加还是分先后顺序施加；同一个因素的各个水平作用于受试对象时有无特殊要求，如每一个受试对象只能接受一个因素的一个水

37

平，还是可以接受一个因素的多个水平或同时接受多个因素的一种水平组合。第四，应考虑研究者在经济、时间等方面的承受能力。将以上四个方面综合起来考虑，是针对具体问题合理选用试验设计类型的基本指导思想。

（二）控制重要非试验因素

一般来讲，在动物试验中，各处理组的动物在种属、窝别、性别、年龄、体重等方面应保持基本一致。在受试对象的条件基本一致，即具有良好的同质性的前提下，再遵守随机化和重复的原则，这样才能较好地避免偏性，减少误差，有效地提高试验结果的可靠性。

在试验研究的全过程中，若试验周期很长，外界条件（如温度、湿度）、试验动物的批次、试剂的批次、仪器设备的工作状态和稳定性、动物和样品的自身状态、研究者的自身状态和心理情况等，都很难保证始终如一，这些非试验因素对结果的影响必须被控制在专业上允许的范围内。应该在试验过程中进行不间断的监控，一旦出现了不稳定的苗头，就应尽早纠正。

三、课题临床试验设计方案中应重点撰写内容的细化

除上面提到的课题试验设计方案中的重点内容，课题临床试验设计方案的撰写重点为如何把握好伦理、心理、依从性，纳入和排除标准，质量控制等问题。

（一）伦理道德问题

临床试验应遵守有关的法规和指南，如《药品管理法》《药品注册管理办法》《新药审批办法》《药品临床试验管理规范（GCP）》等。同时，所有以人为受试对象的研究必须符合《赫尔辛基宣言》和国际医学科学组织委员会颁布的《人体生物医学研究国际道德指南》中的原则。

进行药物临床试验必须有充分的科学依据。进行人体试验前，必须周密考虑试验的目的、要解决的问题、预期的治疗效果及可能产生的危害。预期的收益应超过可能出现的损害。选择的临床试验方法必须符合科学和伦理标准。

临床试验开始前，试验方案须经临床研究负责单位的国家临床试验机构伦理委员会审议同意，在签署批准意见后方能实施。在试验进行期间，试验方案的任何修改均应经伦理委员会批准后方能执行。试验中发生任何严重不良事件，均应向伦理委员会报告。应急信件也正是从医学伦理角度出发，充分考虑受试对象的利益而设置的。

在药物和医疗器械的临床试验过程中，必须对受试对象的个人权益给予充分的保障，并确保试验的科学性和可靠性。研究者必须向受试对象提供口头或书面的有关临床试验的详细材料，包括试验目的、预期收益、受试对象被分配到不同处理组而可能发生的风险与不便、因参加试验而受到损害或影响身体健康时能够获得的治

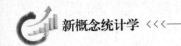

疗和补偿。研究者不能强迫受试对象参加试验，受试对象同意后，需有受试者或其法定代理人在知情同意书上签字并注明日期，执行知情同意过程的研究者或其代表也需在知情同意书上签名并注明日期。知情同意书应使用受试对象能够懂得的语言和文字。受试对象保留在任何时候退出试验的权利。

（二）受试对象的质量要求

临床试验研究对象应该根据研究的目的选择。如果进行药物的疗效评价，应该选择患有相应疾病的患者作为研究对象；如果做预防措施的效果观察，就可以选择健康人（有时需要排除孕妇和婴幼儿）进行。不管试验对象来自哪里，选择时都应该有统一的诊断标准，以及统一的纳入标准、排除标准、中止标准和剔除标准。

1. 如何制定出统一的诊断标准

好的诊断标准需要具备客观、量化的特点，最好选择国际公认的标准。但在大多数情况下没有国际标准，这时应该选择已被国内同行认可的标准。如果国内外都没有统一的标准，就可以自己制定诊断标准，但必须尽可能客观，在操作时能够明确诊断。诊断标准一经采用，就必须自始至终地去遵照执行，不可随意改动。

2. 如何制定出统一的纳入标准

诊断明确的病例不一定都符合研究的要求，应该制定纳入标准。纳入标准应该根据研究目的和实际情况制定，应尽可能地选择对干预措施有反应的病例作为研究对象。还需要考虑研究对象的代表性，选择的病例应体现这种疾病的特点，如果研究的疾病好发于老人，而选择的研究对象却是青年人，试验结果就难以说明问题。

3. 如何制定出统一的排除标准

临床试验中，通常有下列情况的患者不能作为研究对象：①同时参与另一种可影响本试验效果的临床试验的受试者；②同时患其他严重疾病者，因为这样的患者可能在研究过程中死亡或因病情恶化而被迫退出；③已知对药物有不良反应者；④具有某些特殊情况者（孕妇、婴幼儿、具有可能降低依从性的某些残疾等）。

4. 受试对象质量要求的样例

（1）纳入标准

①非终末期慢性肾脏病；

②年龄≥2岁，性别不限；

③高血压能够有效控制，血压≤130/80mmHg；

④患者同意，并签署知情同意书。

（2）排除标准

①对药物过敏者；

②合并有严重的心、脑、肝以及造血系统疾病，或影响其生存的其他严重疾病；

③妊娠或哺乳期妇女；

④正在参加另外一项临床研究者。

（3）剔除标准

①病例选择不符合纳入标准，符合排除标准；

②未曾使用试验用药。

资料统计分析前，由统计人员及主要研究者讨论判

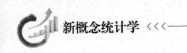

断病例是否应该被剔除。

（4）中止标准

①严重违反试验方案用药；

②失访或自行退出试验；

③患者试验期间妊娠。

（5）终止标准

①发生不可抗力导致研究无法进行；

②研究过程中发生了大规模、非预期的不良反应或者严重不良事件；

③临床研究被国家相关机构取消。

此外，在选择研究对象时还应注意以下事项：①入选的研究对象确能从科研中受益；②研究对象具有代表性；③选择依从性好的患者作为研究对象；④选择志愿者作为研究对象的问题值得商榷；⑤选择恰当的形式进行盲法设计；⑥应以严格控制各种重要非试验因素为切入点，降低多中心临床试验的中心效应。

四、课题调查设计方案中应重点撰写内容的细化

课题调查设计方案的撰写重点为如何确保调查对象的代表性、抽样调查的质量及问卷的高回收率。

（一）调查表设计

制定有利于高质量实现调查目的的调查表是调查研究的关键之一。

1. 调查表的结构

（1）问卷说明：包括调查目的、保密声明、注意事

项等内容。

（2）核查项目：包括问卷编号、调查日期、复核结果、调查员和审核员签名等。这部分是用于质量控制，保证调查表填写的完整和准确。

（3）调查项目：包括一般情况调查（调查对象的背景资料）、问卷主题内容、问卷项目编码等。

2. 调查表编制步骤

（1）拟定调查表的内容纲要：根据调查目的和调查计划，拟定调查表的调查纲要，明确调查主题和调查项目。

（2）编写问卷及安排顺序：主要是确定问卷结构，编制调查问题，筛选和编排问题。

（3）预调查及修改：将拟定好的调查表在小范围内进行预调查，初步评价调查表的合理性，并做必要修改完善。

3. 调查问题的形式

调查问题的形式可以分为开放式问题、封闭式问题和半封闭式问题。

（1）开放式问题：不给调查对象任何限制，由调查对象根据自身对问题的理解自由回答。

（2）封闭式问题：将调查对象的回答限制在问题后面所列的答案中，常用的形式有"是与否"两项选择及多项选择。

（3）半封闭式问题：即将开放式与封闭式结合的问题，调查对象根据自身情况选择固定答案后，还需要做

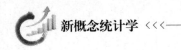

进一步的文字表述。

4. 问题设计原则

（1）用词简单直接，通俗易懂，避免采用专业术语。

（2）避免使用模糊和容易混淆的语句。问题和答案要避免含混不清的内容，否则不便获取准确的信息。

（3）避免双重问题或多重问题。

（4）避免诱导性提问。

（5）敏感性问题要精心设计、巧妙安排，常用的方法有对象转移法和假定法。例如，"对于艾滋病，有些人认为是行为不洁引起的，有些人不赞同此说法，您同意哪种观点？"又如"如果我国不实行计划生育政策，您愿意有几个孩子？"

5. 问题的排序原则

（1）符合逻辑：问题安排应符合人们的逻辑思维习惯，通常是先询问一般情况，然后进入研究主体项目。

（2）先一般后特殊。

（3）先易后难。

（4）先熟悉后生疏。

（5）妥善安排敏感性问题：一般将敏感性问题放在后面，但当这类问题较多时，可分散在其他问题中，以降低调查对象的敏感程度和拒答率。

6. 调查表评价

对调查表的评价主要包括效度评价和信度评价。效度是指问卷所能反映调查对象真实情况的程度，它又称有效性和准确性。信度是指在相同条件下对同一调查对象重复测量结果的一致程度，又称精确度和稳定性，主要反映问卷调查结果中测量误差所占比例。

（二）调查组织计划

调查的组织计划应包括组织领导、宣传动员、时间进度、分工协调、经费预算、运作管理、现场组织、调查员培训、调查表核查制度、资料汇总整理要求等。大规模的调查研究往往需要进行小范围的预调查，以便修改完善组织计划和调查设计方案。

（三）确定抽样调查的样本含量

抽样调查的方法有多种（如简单随机抽样、机械随机抽样、分层随机抽样、整群随机抽样等），根据不同的研究目的、总体规模、人力物力和时间、精确度要求等，应选用不同的随机抽样方法，因而，也就对应着不同的样本含量估计方法。

（四）确保样本的代表性、问卷的填写质量及高回收率

待调查的样本含量确定之后，就必须考虑样本在总体中的分布问题。样本在总体中的分布越均匀越合理，样本对于总体的代表性就越好。还应考虑样本在哪些重要的非调查因素上分布均匀，例如地区分布、年龄分布、职业分布、性别分布等。

准确可靠的调查问卷填写结果和较高的调查问卷回收率直接关系到调查研究的成败，二者与多方面的因素

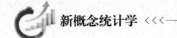

有关。例如，调查问卷中的项目数量和问题设置要合理，若数目太多，会使被调查者很烦，无耐心认真填写，甚至会弃而不填；若问题问得太繁琐，甚至涉及个人隐私，会使被调查者不愿填写或胡乱填写；若问题与被调查者的意志或想法相差甚远，会使被调查者很反感或无兴趣而将调查问卷退回。

（五）调查质量控制

调查研究中调查结果常常出现误差，大致分为两类，即抽样误差和非抽样误差（包括系统误差和过失误差）。抽样误差在抽样调查中是不可避免的，它主要受到总体内个体之间的离散程度、抽样方法及样本大小等因素的影响。抽样误差有一定的规律，因此可以运用统计学方法进行估计。引起非抽样误差的原因较多，也比较复杂，控制起来较困难。问卷设计不合理、仪器测量不精确、调查人员操作不当、询问方式不正确、资料的录入和汇总计算有误等，都可以造成明显的非抽样误差。

1. 如何进行研究各阶段的质量控制

（1）设计阶段：该阶段特别要注意明确研究范围和对象，选择恰当的调查指标，设计完善的调查表，采取合理的调查方式，开展必要的预调查等。

（2）调查阶段：该阶段要求严格按照研究设计方案来执行。要重视调查人员的培训，提高其调查技巧和调研水平，最大程度地争取调查对象的配合，提高问卷的应答率，降低误答率。

（3）资料整理和分析阶段：应采取有效的措施减少数据录入、汇总和计算等方面的错误，加强问卷审核、数据核查、结果复核等质量控制工作。

2. 非抽样误差

非抽样误差是指各种抽样误差以外的因素造成的测量值与真实值之间的误差，也称为偏倚。常见的偏倚有选择性偏倚、信息偏倚、测量偏倚和混杂性偏倚等。

（1）选择性偏倚：即由于选择调查对象的方式不正确造成的系统误差。调查研究中的选择偏倚主要是由于抽样框误差造成的。选择性偏倚出现的原因有：①抽样框未包含所有目标总体的观测单位；②抽样框包含了非目标总体的观测单位；③复合联接，指抽样框观测单位与目标总体观测单位不符合一对一联接的原则。

（2）无应答偏倚：是指由于各种原因导致不能获得某些调查对象的资料信息。造成这种情况的原因有：①与调查对象无法取得联系；②调查对象拒绝参与调查；③问卷中部分问题出现拒答、忘答等；④其他不能完成调查的客观因素。

（3）测量偏倚：是指调查研究过程中观察和测量造成的偏移，它对调查质量影响比较大。造成测量偏倚的原因有很多，因为调查研究中调查对象往往容易提供不正确的信息，例如对问卷中问题的理解误差、记忆误差、刻意隐瞒，或有其他影响问卷质量的因素。

（4）混杂偏倚：在对比组之间，除了研究者拟考察的因素分别取不同水平外，还受一个或多个其他不平衡

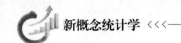
因素的影响，多个因素的不平衡就叫作混杂因素，由混杂因素所导致的错误信息就叫作混杂偏倚。

（六）资料的整理和分析

资料的整理和分析包括审核复查、录入整理、统计分析这三个过程。

1. 审核复查

审核是指要对调查收集的资料进行审查核对，主要是对问卷的完整性、逻辑性进行检查。复查是指从所调查的样本中随机抽取一定比例的被调查者进行回访，以检验调查的质量。

2. 录入整理

调查资料的录入可以通过 EpiData 等录入软件来进行。可以采取双人双录的方式，即两名数据录入员分别独立进行输入，校对数据库并消除录入误差。数据整理的过程一般采用计算机来实现，主要包括对数据的清理、分组和汇总，以便进一步的统计分析。

3. 统计分析

应根据分析目的、抽样方法、资料类型及变量属性等因素，选用合适的统计分析方法。

第三节　制订课题统计设计方案的样例

课题名称：8 种不同生活习惯对北京市居民身体健康状况影响的研究

众所周知，不同生活习惯可能对人的身体健康产生不同影响。为了弄清下列 8 种不同生活习惯的人身体健康状况之间的差别是否具有统计学意义，某研究者受命负责研究此子课题。8 种生活习惯（后 7 种的共同基础是第 1种）分别如下：①正常生活；②每天坚持吃两片生姜；③每天坚持吃二两黄豆；④每天坚持吃二两山药；⑤为②+③；⑥为②+④；⑦为③+④；⑧为②+③+④。

一、课题的属性分类及其"三型"

此课题的调查对象是北京市普通的居民，故这是以"人"为调查对象的调查研究课题，同时也兼有临床试验研究特性（以人为研究对象，需要考虑伦理道德、降低心理因素对结果的影响、提高调查者的依从性等问题）和试验研究的某些特性（相当于给调查对象施加了不同的食物疗法，即采取了干预措施）。从试验设计类型角度看，与此课题对应的三型如下：

表现型：单因素八水平设计。

原型：在所给定的 8 种生活方式中，实际上涉及 3个试验因素，即是否吃生姜、是否吃黄豆、是否吃山药。这 3 个试验因素是将全部调查对象分组的因素，故它们也可被称为调查分组因素。若暂时不引入其他因素，它们可构成一种什么设计类型呢？当它们对主要评价指标 X 的影响有主次之分时，就属于三因素嵌套设计；当它们对主要评价指标 X 的影响无主次之分时，就属于三因素析因设计。其设计类型的列表格式见表 2 - 1。

表 2-1 8 种生活方式影响北京市居民身体健康
主要评价指标 X 的测定结果

是否吃生姜	是否吃黄豆	主要指标 X ($\bar{x} \pm s$)	
		是否吃山药：否	是
否	否	$\bar{x} \pm s$	$\bar{x} \pm s$
	是	$\bar{x} \pm s$	$\bar{x} \pm s$
是	否	$\bar{x} \pm s$	$\bar{x} \pm s$
	是	$\bar{x} \pm s$	$\bar{x} \pm s$

标准型：事实上，考察不同生活方式对北京市居民身体健康状况的影响时，对主要评价指标仅观测一次是不够的。一般来说，开始实施调查之前，应测量出各项指标的本底数值，在一定的时间区间长度（如两年）内，调查多个不同时间点，如每隔半年测定一次，两年内共测定 5 次（包括调查前的一次本底值测定）。呈现其设计类型的表格如表 2-2 所示。

表 2-2 8 种生活方式对北京市居民身体健康
主要指标 X 影响的测定结果

是否吃生姜	是否吃黄豆	是否吃山药	主要指标 X ($\bar{x} \pm s$)				
			调查前	半年	1 年	1 年半	2 年
否	否	否	$\bar{x} \pm s$	$\bar{x} \pm s$	$\bar{x} \pm s$	$\bar{x} \pm s$	$\bar{x} \pm s$
		是	$\bar{x} \pm s$	$\bar{x} \pm s$	$\bar{x} \pm s$	$\bar{x} \pm s$	$\bar{x} \pm s$
	是	否	$\bar{x} \pm s$	$\bar{x} \pm s$	$\bar{x} \pm s$	$\bar{x} \pm s$	$\bar{x} \pm s$
		是	$\bar{x} \pm s$	$\bar{x} \pm s$	$\bar{x} \pm s$	$\bar{x} \pm s$	$\bar{x} \pm s$
是	否	否	$\bar{x} \pm s$	$\bar{x} \pm s$	$\bar{x} \pm s$	$\bar{x} \pm s$	$\bar{x} \pm s$
		是	$\bar{x} \pm s$	$\bar{x} \pm s$	$\bar{x} \pm s$	$\bar{x} \pm s$	$\bar{x} \pm s$
	是	否	$\bar{x} \pm s$	$\bar{x} \pm s$	$\bar{x} \pm s$	$\bar{x} \pm s$	$\bar{x} \pm s$
		是	$\bar{x} \pm s$	$\bar{x} \pm s$	$\bar{x} \pm s$	$\bar{x} \pm s$	$\bar{x} \pm s$

表 2-2 所对应的设计类型被称为具有一个重复测量的四因素设计，若测定结果为定量指标，当希望进行差异性分析时，可选用 SAS 软件中的 MIXED 过程实现具有一个重复测量的四因素设计定量资料一元和多元方差分析；若还观测了 m 个定量因素的取值，就可选用 SAS 软件中的 MIXED 过程实现带有 m 个协变量且具有一个重复测量的四因素设计定量资料一元和多元协方差分析。

二、制订课题统计设计方案的流程和要点

（一）开展课题研究的步骤

前已述及，此课题虽然属于调查研究课题，但兼有临床试验研究课题的某些特性。因此，在制订调查设计方案时，也应考虑伦理道德和提高被调查者的依从性等问题。一般来说，先制订出课题统计设计方案，再写出拟开展此课题研究的申请书和被调查者的知情同意书，向当地或本单位有资质的伦理委员会递交申请，待申请批准后，开课题启动会深入讨论并反复修改课题设计方案，并予以定稿，然后再开展正式课题研究，即进入课题实施阶段。

（二）课题统计设计方案的要点

试验设计类型仅是课题统计设计方案中一个十分具体的内容，要想高质量地完成一个科研课题，仅确定设计类型是远远不够的。下面将从几个大的方面展示此课题统计设计方案，各部分的细节内容，将留给读者学习

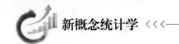

本章内容之后，作为练习去认真总结、梳理并撰写出来。

三、前述假定课题的课题统计设计方案的相关问题

课题名称：8 种不同生活习惯对北京市居民身体健康状况影响的研究

研究目的：确定哪些生活习惯更有利于居民的身体健康

伦理问题：已向本单位伦理委员会提交了开展此项课题研究的申请书，待收到申请书批复之后，再开展此项调查研究。

知情同意：已撰写出开展此项调查研究的被调查者知情同意书，待正式接受被调查对象时使用，具体内容详见附件。

（一）三要素

1. 调查对象

（1）调查对象总体的确定：具有北京市常住户口的全部成年人构成本次调查研究的调查对象的总体。

（2）对调查对象的质量要求

纳入标准：①具有北京市常住户口且年龄在 18～60 岁的居民；②日常生活、学习、工作均无明显障碍的居民；③自愿成为本课题的被调查对象且愿意坚持接受随访观察者。

排除标准：①从事某些特殊职业（如体育、登山）的居民；②经常出差在外，生活规律不确定的居民；③

具有特殊状况（如孕妇、因病不能正常生活的人）的居民；④经常过量饮酒和抽烟的居民；⑤经常熬夜超过午夜 12 点的居民。

剔除标准：①所选择的调查对象不符合纳入标准，符合排除标准；②未曾接受过一次随访观测。对调查资料进行统计分析前，由统计分析人员及主要研究者讨论判断调查对象是否应该被剔除。

中止标准：①随访期间因故不能继续保持原来生活方式的居民；②随意改变原先所在组生活方式的居民。

终止标准：①发生不可抗力导致调查研究无法进行；②调查研究课题被国家相关机构取消。

（3）对调查对象的数量要求：需要调查多少例调查对象，这是调查研究中的样本含量估计问题。然而，这不是普通的调查研究课题，由表 2-1 可知，在估计样本含量时，可将其视为三因素析因设计问题。当初步知道各组主要评价指标的平均值和标准差等信息时，可借助 SAS 软件中的 GLMPOWER 过程按析因设计估计样本含量，此处从略。假定计算的结果为每组需要调查 1000人，则总共需要调查 8000 人。

（4）样本对总体的代表性：影响调查结果准确度的因素很多，因此，所选取的样本对总体的代表性至关重要。第一，在居民生活的地理和气候环境等自然条件上的分布必须均匀；第二，在居民的平时生活习惯方面必须能比较全面的覆盖；第三，在居民的大多数职业类型，更确切地说，是劳动强度和劳动类型（脑力与体

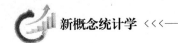

力）上必须分布均匀。在前述三个大的方面都应有足够数量的调查对象，样本对总体才有可能具有较好的代表性。

（5）抽样方法的确定：随机抽样的方法很多，在北京市这么大范围内进行的抽样调查，可能采取分区整群分层随机抽样方法比较合适。这里的"分区"可以理解为把北京市按自然地理区域划分成"东、西、南、北、中"5个地理分区；这里的"群"可以理解为各分区中的"居委会"；这里的"分层"可以理解为各居委会中的"不同职业"。按比例从抽取的各居委会中随机抽取规定数目的被调查者，组成被调查对象的样本。

2. 影响因素

本课题的影响因素可分为两大类：其一，试验因素，包括用于试验分组的三个因素（即是否吃生姜、是否吃黄豆、是否吃山药）和用于重复测量的一个因素（观测时间）。其二，重要的非试验因素。在本课题研究中，需要考察的重要非试验因素有：是否主动抽烟、是否被动抽烟、是否饮酒、是否经常熬夜、心理负担是否很重、脑力劳动是否过度、体力劳动是否过度、是否患有某些慢性疾病、是否失眠、每天睡眠时间、饮食和饮水的污染情况、生活环境的优劣情况等。

3. 试验效应

试验效应由一系列评价指标、指标的测定时间、指标的测定方法和测定出来的具体数值共同反映。选择合适的评价指标，可于调查前及调查后两年内每半年测定

54

一次，并保持测定方法的一致性。

（二）四原则

1. 随机原则

（1）随机方法的确定

①从各特定子总体中随机抽样：假定在北京市居民中确有课题中所界定的那 8 类人，而且每一类人的数量都足够地大，就可以从每一类人中随机抽取规定数量的人数（采用适当的方法进行样本含量估计）。这是通常的调查研究习惯采取的模式，但在本课题研究中可能行不通，因为在北京市居民中除了第一种生活方式的自然人外，很难找到另外的 7 种人。

②采用分层随机化进行分组：假定在北京市居民中仅有课题中所界定的第一种人，而且所有符合纳入标准且不符合排除标准的人都能按课题中所界定的另 7 种生活方式去生活，则相当于先确定设计类型的框架，再将全部符合纳入标准且不符合排除标准的人进行随机分配。其实，这正是通常采用的试验研究模式。当然，最好在实施随机分配之前，确定对主要评价指标有影响的重要非试验因素（如平均每天深睡眠时间、是否过量饮酒、是否过量抽烟、是否过度劳累），再按重要非试验因素对受试对象进行分层随机化。

（2）随机分组的实现：假定经过样本含量的估算，需要调查 8000 人。

若采用完全随机的方法将它们均分到 8 种生活方式组中去，其步骤如下：①将 8000 人编号，每人一个号

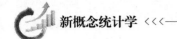

码；②用某种统计软件（如 SAS 软件）将这 8000 个编号随机均分成 8 个组。

若采用分层随机的方法将它们均分到 8 种生活方式组中去，其步骤如下：①按某个或某些（即由多个复合成一个）重要要非试验因素对受试对象进行分层，假定有 10 层，每层中的受试对象数目可能不等，但可能是 8 的整数倍（8K）；②将每层中的全部受试对象依次编号；③再用某种统计软件（如 SAS 软件）将这 8K 个编号随机均分成 8 个组，每组中有来自每一层的 K 个受试对象，每组中总共有 10K 个来自 10 层的受试对象。

2. 对照原则

在前述 8 种生活方式中，表面上是第 1 种为后 7 种的对照组，其实，这是不正确的解读。正确的理解应当是：不吃生姜为吃生姜的对照，不吃山药为吃山药的对照，不吃黄豆为吃黄豆的对照。也就是说，这三个试验因素各自的零水平是其非零水平的对照。

3. 重复原则

重复原则就是指各组中应有足够的样本含量，否则，所得结果和结论不一定真实可信，这就涉及样本含量估计问题。估计样本含量是一个非常重要却又十分麻烦的事，与多种因素有关。就本课题而言，针对具有一个重复测量的四因素设计所估计出来的样本含量就会大于针对无重复测量因素时的三因素析因设计或三因素嵌套设计所估计出来的样本含量。

4. 均衡原则

前述提及的 8 种生活方式对应的 8 组受试对象自入

组到研究结束这段时间内，在一切非试验因素方面都应均衡可比。实现这一目标需要严把以下方面的质量关：①制订受试对象质量标准；②找准找全重要非试验因素；③选准各类指标中的主要指标；④选择合适随机化方法，特别是如何针对复合型重要非试验因素进行分层随机化；⑤选准对照形式或同时启用多种对照形式（应特别强调对照的合理性）；⑥应有根据地估计出各小组所需要的合适的样本含量。

实现这一目标需要以下三方面人员的共同努力：①统计设计方案的执笔者，包括课题领导者、研究者和具体实施者，负责起草设计方案；②来自不同地区、单位的多位同行专家，帮助修改、完善设计方案；③有深厚理论知识和丰富实践经验的统计学专家，进一步帮助修改、完善设计方案。

（三）设计类型

一个科研课题，往往不止一个设计类型。就本例而言，若某些定量指标只需要观测一次，就可用表 2 - 1 呈现其设计类型及其具体资料，它就被称为三因素析因设计（三个试验因素对结果的影响地位平等）或三因素嵌套设计（三个试验因素对结果的影响有主次之分）；若某些定量指标必须观测多次，就可用表 2 - 2 呈现其设计类型及其具体资料，它就被称为具有一个重复测量的四因素设计。

（四）数据管理

科研课题一般都属于多因素多指标的研究问题。显然，当所考察的试验因素和重要非试验因素很多，再加上观测的结果变量或因变量也很多时，仍采用表 2 - 1 或表 2 - 2 的形式呈现设计类型和全部资料几乎是不可能的。此时，就需要引入另一种形式的表格来呈现资料，而对应的结构也无法准确被命名成某种具体的设计类型（因为提取不同的因素所构成的设计类型就可能不同），这种形式的表格被俗称为"数据库结构的形式"，不仅适合表达多因素多指标的科研资料，而且适应当今绝大多数通用统计软件处理和分析资料的要求，其列表格式见表 2 - 3。

作为练习，读者可以结合本课题中的实际因素和观测指标，编制出一个与表 2 - 3 形式相同但内容符合实际的表格。

表 2 - 3　冠心病人与正常人多项指标的观测结果

编号 N	组别 G	性别 X1	年龄 X2	高血压史 X3	吸烟史 X4	胆固醇 X5	甘油三酯 X6	低密度脂蛋白 X7	高密度脂蛋白 X8	脂蛋白α X9	载脂蛋白A X10	载脂蛋白B X11	基因型 xbaI X12	基因型 EcoRI X13	服药情况 X14
1	1	男	60	无	无	223	205	122	30	106	0.92	0.74	-/-	-/-	未服
2	1	女	46	无	无	166	51	84	57	56	1.14	0.54	-/-	+/-	β阻滞剂
…	…	…	…	…	…	…	…	…	…	…	…	…	…	…	…
203	2	男	69	有	无	224	110	58	49	132	1.10	0.96	-/-	+/+	未服

（胡良平　胡纯严　张天明）

第三章
用统计思维与三型理论辨析
设计类型问题

第一节　"三型"统一的设计类型

【问题3-1】某研究者在《降糖合剂配合耳针治疗2型糖尿病胰岛素抵抗患者40例临床观察》一文中，将120例2型糖尿病胰岛素抵抗患者按照分层随机的方法，以1:1:1的比例分配进入西药（二甲双胍）组、中药（降糖合剂）组和中药加耳针组。疗程均为1个月，观察临床疗效及治疗前后空腹血糖（FPG）、空腹胰岛素（FINS）、餐后2小时血糖（P2hPG）、糖化血红蛋白（HbAlc）、血脂、胰岛素敏感指数（ISI）、胰岛素抵抗指数（IR）的变化。部分资料见表3-1，试辨析此临床试验研究对应的试验设计类型。

表3-1　3组患者治疗前后血脂变化比较（mmol/L，$\bar{x} \pm s$）

组别	时间	例数	TG	TC
中药组	治疗前	40	3.79 ± 0.64	7.38 ± 0.55
	治疗后	40	1.82 ± 0.16	5.04 ± 0.36

续表

组别	时间	例数	TG	TC
西药组	治疗前	40	3.72 ± 0.57	7.42 ± 0.59
	治疗后	40	1.76 ± 0.15	5.01 ± 0.31
中药耳针组	治疗前	40	3.68 ± 0.47	7.35 ± 0.52
	治疗后	40	1.52 ± 0.19	4.69 ± 0.29

若要求不高，原作者的设计也是可以接受的，其设计类型叫作具有一个重复测量的两因素设计。一个因素是"治疗方法"（即表 3 - 1 中的组别），另一个因素是"观测时间"。先给出与此问题对应的三型，再进行必要的解说。

表现型：呈现资料的表现型见表 3 - 1。

原型和标准型之一：与表 3 - 1 相同，但采取表 3 - 2 的形式呈现，则更为合适。

表 3 - 2　3 组患者治疗前后血脂测定结果（n = 40）

治疗方法	TG（mmol/L, $\bar{x} \pm s$）		TC（mmol/L, $\bar{x} \pm s$）	
	时间：　治疗前　治疗后		治疗前　治疗后	
中药治疗	3.79 ± 0.64　1.82 ± 0.16		7.38 ± 0.55　5.04 ± 0.36	
西药治疗	3.72 ± 0.57　1.76 ± 0.15		7.42 ± 0.59　5.01 ± 0.31	
中药耳针治疗	3.68 ± 0.47　1.52 ± 0.19		7.35 ± 0.52　4.69 ± 0.29	

原型和标准型之二：见表 3 - 3。

表 3 - 3　两因素影响下患者治疗前后血脂测定结果（$n = 40$）

药物种类	是否用耳针	时间：	TG（mmol/L，$\bar{x} \pm s$）		TC（mmol/L，$\bar{x} \pm s$）	
			治疗前	治疗后	治疗前	治疗后
中药	否		3.79 ± 0.64	1.82 ± 0.16	7.38 ± 0.55	5.04 ± 0.36
	是		3.68 ± 0.47	1.52 ± 0.19	7.35 ± 0.52	4.69 ± 0.29
西药	否		3.72 ± 0.57	1.76 ± 0.15	7.42 ± 0.59	5.01 ± 0.31
	是		…	…	…	…

　　值得注意的是，在本例中，"治疗方法"或"组别"是一个很含糊的名词，它本质上含有两个因素，一个因素是"药物种类（中药与西药）"，另一个因素是"是否用耳针"。这两个因素的全面组合，应该有 4 个组，即原作者的设计中缺少了"西药 + 耳针治疗组"。若此临床试验尚未开展，再加上这样一组，就比较理想了，对应的试验设计类型叫作具有一个重复测量的三因素设计（注意：应补上表 3 - 3 中最后一行上的全部试验数据）。

　　【问题 3 - 2】某临床医生对某医院近年来收治的非小细胞肺癌（NSCLC）患者资料进行了整理，见表 3 - 4。为了对此资料进行差异性分析，试辨析此问题对应的试验设计类型。

表 3 - 4　两组不同组织类型的 NSCLC 肺部 ROI 的 MaxSUV
和 MeanSUV 比较（$\bar{x} \pm s$）

证型	癌类型	例数	MaxSUV	MeanSUV
非血瘀证	腺癌	25	4.73 ± 1.10	3.03 ± 0.05
	鳞癌	21	4.38 ± 1.06	3.31 ± 0.93
	大细胞癌	8	4.45 ± 1.47	3.57 ± 1.09

证型	癌类型	例数	MaxSUV	MeanSUV
血瘀证	腺癌	25	8.71 ± 1.38	5.43 ± 1.06
	鳞癌	24	7.11 ± 2.11	4.91 ± 1.22
	大细胞癌	8	8.24 ± 2.81	6.07 ± 1.84

若不注意观察，似乎觉得此问题的答案只有一个。其实不然，因为指标 MaxSUV 的取值规律与指标 MeanSUV 的取值规律有明显不同。对于前者，表中前三行的平均值几乎只有后三行上数值的一半；而对于后者，前三行平均值与后三行平均值之间的差距并非如此明显。也就是说，一个实际问题的设计类型不仅取决于试验中所涉及的那些因素，还涉及因素对结果的影响情况及施加的先后顺序。先给出与此问题对应的三型，再进行必要的解说。就呈现资料的形式来看，本例三型统一。

表现型、原型和标准型：呈现资料的表格形式见表 3-4。但具体叫作什么设计类型不可轻易定论，需要对因素与结果之间的影响情况进行仔细考察，方可确定。

对指标 MaxSUV 而言，证型之间的差别明显大于癌类型之间的差别，即两因素对结果变量（MaxSUV）的影响有主次之分，故这是一个两因素嵌套设计。

对指标 MeanSUV 而言，证型之间的差别与癌类型之间的差别似乎很接近，即两因素对结果变量（MeanSUV）的影响无主次之分，故这是一个两因素析因设计。

【问题 3 - 3】 某临床医生对某医院近年来收治的患者资料进行了整理，见表 3 - 5。试辨析此问题对应的试验设计类型，分析此资料的具体统计分析方法。

表 3 - 5　接受两种术式患者各时间点血流动力学变化比较（$\bar{x} \pm s$）

术式	例数	测定时间	MAP（KPa）	HR（bpm）	CVP（cmH$_2$O）
SF	60	术前	13.4 ± 2.8	79.5 ± 12.4	11.2 ± 2.4
		术后 5min	11.9 ± 2.6	75.6 ± 11.9	11.5 ± 2.9
		术后 25min	11.1 ± 2.0	72.6 ± 10.8	12.6 ± 3.1
		术后 45min	12.7 ± 2.7	76.2 ± 12.1	11.8 ± 3.0
		术后 65min	13.8 ± 2.9	78.5 ± 13.4	11.6 ± 2.8
C	60	术前	13.6 ± 3.1	80.6 ± 13.1	11.5 ± 2.6
		术后 5min	10.5 ± 2.9	65.3 ± 10.7	12.1 ± 2.7
		术后 25min	10.0 ± 1.8	61.4 ± 8.6	14.7 ± 3.5
		术后 45min	11.5 ± 2.2	69.8 ± 11.2	13.1 ± 3.2
		术后 65min	13.2 ± 2.4	75.9 ± 12.9	12.2 ± 2.6

表现型： 呈现资料的表现型见表 3 - 5。

原型和标准型： 与表 3 - 5 相同，但采取表 3 - 6 的形式呈现，则更为合适。其设计类型和资料的具体统计分析方法，需要对因素与结果之间的影响情况、有无协变量、具体的效应指标是什么等问题进行仔细考察后方可确定。

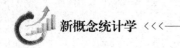

表 3-6　接受两种术式患者各时间点血流动力学变化比较（$\bar{x} \pm s$）

术式	MAP（KPa）					HR(bpm)	CVP（cmH$_2$O）			
	术前	5	25	45	65	···	术前	5	25	45	65
SF	13.4 ± 2.8	11.9 ± 2.6	11.1 ± 2.0	12.7 ± 2.7	13.8 ± 2.9	···	···	···	···	···	···
C	13.6 ± 3.1	10.5 ± 2.9	10.0 ± 1.8	11.5 ± 2.2	13.2 ± 2.4	···	···	···	···	···	···

注：术前之后的 4 个时间点代表术后观测时间点，单位为分钟（min）；后两个指标未填入数据，用"···"代替。

为实现上述的差异性分析目的，有三种正确的统计分析方法，但需要分以下两种情形来考虑。

1. 直接用原变量作为效应指标

用原变量作为效应指标，可以选用的统计分析方法的全称分别为：①具有一个重复测量的两因素设计定量资料一元和三元方差分析（时间因素有 5 个水平）；②带有一个协变量（即术前）具有一个重复测量的两因素设计定量资料一元和三元方差与协方差分析（时间因素只有 4 个水平，术前被当做协变量）。

2. 用变化率作为效应指标

用变化率作为效应指标时，对应的统计分析方法叫作"具有一个重复测量的两因素设计定量资料一元和三元方差分析"（时间因素只有 4 个水平，术前被当做对比的基础）。

变化率的计算方法：每个定量指标的术前值与术后四个时间点上取值之差再分别除以术前值。

第二节 "原型"和"标准型"相同，"表现型"不同的设计类型

【问题 3 – 4】某人将 40 只小鼠随机地均分成 4 个组，用 6.5Gy 某种射线照射小鼠后，分别给予不同的处理：第一组，空白对照；第二组，用 rhIL – 6 处理；第三组，用 rhG – CSF 处理；第四组，用 rhIL – 6 + rhG – CSF 处理。每组小鼠均在照射前及照射后 7 天、10 天、14 天、17 天、21 天、23 天 7 个不同时间点上被重复观测白细胞的数值，设计格式和资料见表 3 – 7。原作者用多次 t 检验处理此资料，这是错误的！试辨析此问题对应的试验设计类型。

表 3 – 7　6.5Gy 某种射线照射小鼠后外周血白细胞数的
动态变化情况（$\bar{x} \pm s$）（表现型）

照后天数	组别：	WBC（$\times 10^9$/L）			
		对照	rhIL – 6	rhG – CSF	rhIL – 6 + rhG – CSF
照前		19.7 ± 1.8	17.3 ± 3.2	17.9 ± 3.8	18.3 ± 3.7
7		1.8 ± 0.7	1.9 ± 0.8	2.0 ± 1.0	2.2 ± 1.5
10		1.8 ± 0.9	1.7 ± 0.8	1.7 ± 0.6	1.3 ± 0.6
14		1.9 ± 0.6	2.9 ± 1.0	2.7 ± 1.1	2.5 ± 0.9
17		2.8 ± 1.0	3.3 ± 0.9	4.6 ± 1.2	4.5 ± 1.1
21		7.6 ± 2.0	6.6 ± 2.4	6.0 ± 3.0	6.9 ± 4.2
23		9.4 ± 3.8	9.7 ± 4.2	9.7 ± 3.9	8.7 ± 5.6

注：rhIL – 6，200μKD；rhG – CSF，125μKD；n = 10。

在表 3 – 7 中，究竟涉及了几个试验因素呢？很多人都认为它涉及了两个因素，一个是药物种类，另一个是照射后时间。其实，它涉及了 3 个试验因素，除照射后时间外，纵向所列的 4 组是各有两个水平的两个因素的 4 种组合，并非是一个药物因素的 4 个水平。先给出与此问题对应的三型，再进行必要的解说。

表现型：见表 3 –7。

原型和标准型：若将表 3 – 7 资料用表 3 – 8 的形式呈现，则容易辨别出它对应的设计类型。

表 3 – 8　表 3 – 7 转换形式后的结果（$\bar{x} \pm s$）（原型和标准型）

rhIL–6 使用与否	rhG–CSF 使用与否	时间 (d)：	WBC（$\times 10^9$/L）						
			照前	7	10	14	17	21	23
a_1 (不用)	b_1 (不用)		19.7 ± 1.8	1.8 ± 0.7	1.8 ± 0.9	1.9 ± 0.6	2.8 ± 1.0	7.6 ± 2.0	9.4 ± 3.8
	b_2 (用)		17.3 ± 3.2	1.9 ± 0.8	1.7 ± 0.8	2.9 ± 1.0	3.3 ± 0.9	6.6 ± 2.4	9.7 ± 4.2
a_2 (用)	b_1 (不用)		17.9 ± 3.8	2.0 ± 1.0	1.7 ± 0.6	2.7 ± 1.1	4.6 ± 1.2	6.0 ± 3.0	9.7 ± 3.9
	b_2 (用)		18.3 ± 3.7	2.2 ± 1.5	1.3 ± 0.6	2.5 ± 0.9	4.5 ± 1.1	6.9 ± 4.2	8.7 ± 5.6

仔细观察不难看出，在表 3 – 7 中，"组别"对应的复合型因素的 4 个水平就是由 "rhIL – 6 不用与用"与 "rhG – CSF 不用与用"构成的 4 种组合。将这 4 种组合视为 4 个试验条件，每个试验条件下的 10 只小鼠在 7 个

不同的时间点上被重复观测 WBC 的值，故与表 3 - 8 对应的试验设计类型应叫作"具有一个重复测量的三因素设计"。

【问题 3 - 5】在表 3 - 9 中，"组别"之下有 6 个组，要想用参数检验法处理此定量资料，关键是正确判定其试验设计类型。具体地说，即判断它是否为"单因素六水平设计定量资料"。试辨析此问题对应的试验设计类型。

表 3 - 9　家兔烧伤早期血清和痂下组织液
对中性粒细胞凋亡的影响（$\bar{x} \pm s$）（表现型）

组别（n = 6）	PMN 凋亡率（%）	DNA 断裂百分率（%）
正常血清加正常 PMN	18.75 ± 2.35	33.38 ± 3.03
烧伤血清加正常 PMN	5.98 ± 0.83	10.60 ± 1.28
痂下液加正常 PMN	6.12 ± 0.97	10.41 ± 1.26
正常血清加烧伤 PMN	19.84 ± 2.41	33.07 ± 2.91
烧伤血清加烧伤 PMN	6.47 ± 1.03	10.53 ± 1.26
痂下液加烧伤 PMN	6.32 ± 0.92	10.69 ± 1.15

实际工作者处理此定量资料常有如下两种做法：其一，在 6 个组中任何两个组之间进行两两比较，一律采用成组设计定量资料的 t 检验；其二，将此定量资料判定为"单因素六水平设计定量资料"，先用单因素六水平设计一元定量资料的方差分析处理，若得到 $P < 0.05$ 的结果时，再用 q 检验（或称为 SNK 检验）进行两两比较。但上述两种方法是不妥的，因为此定量资料所取自的试验设计类型并非是单因素六水平设计。先给出与

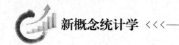

此问题对应的三型，再进行必要的解说。

表现型：见表3－9，不便判断其设计类型。

原型和标准型：若将表3－9的资料用表3－10的形式呈现，则容易辨别出它对应的设计类型。

表3－10　家兔烧伤早期血清和痂下组织液对
中性粒细胞凋亡的影响（$\bar{x} \pm s$）（原型与标准型）

样品类别	PMN 凋亡率（%）		DNA 断裂百分率（%）	
	正常 PMN	烧伤 PMN	正常 PMN	烧伤 PMN
正常血清	18.75 ± 2.35	19.84 ± 2.41	33.38 ± 3.03	33.07 ± 2.91
烧伤血清	5.98 ± 0.83	6.47 ± 1.03	10.60 ± 1.28	10.53 ± 1.26
痂下液	6.12 ± 0.97	6.32 ± 0.92	10.41 ± 1.26	10.69 ± 1.15

表3－9只是实际工作者表达试验方法和定量资料的"表现型"，而这个表现型与它的原型和标准型不一致，人们很容易被假象所迷惑，直接去套用统计学教科书上的标准型，出错就成为必然。这是人们处理定量资料常犯的错误，务必引起高度的重视。

在本例中，原先的"组别"实际包含了两个因素，具有较大的欺骗性。"组别"实际包含的两个因素分别为样品类别（正常血清、烧伤血清、痂下液）和烧伤早期中性粒细胞（PMN）状态（正常 PMN、烧伤 PMN）。事实上，若两个试验因素对结果的影响地位平等，则这是一个很明显的两因素析因设计。若定量资料满足参数检验的前提条件，应该选用两因素析因设计定量资料的方差分析处理；若两个试验因素对结果的影响有主次之分（必须有专业依据且结果具有重现性），则这是一个两因素嵌套设计,若定量资料满足参数检验的前提条件,应该选用两因素嵌套设计定量资料的方差分析处理。

原文考虑的两个指标分别为 PMN 的凋亡率和 DNA 断裂百分率,若这两个指标在专业上有密切联系,除了进行析因设计或嵌套设计定量资料一元方差分析外,还应采用析因设计或嵌套设计定量资料二元方差分析。

【问题 3 - 6】某人用 t 检验分析了表 3 - 11 资料,这是很不妥当的,因为它不是多个单因素两水平的设计。试辨析此问题对应的试验设计类型。

表 3 - 11　不同药物对小鼠迟发超敏反应的影响结果(表现型)

药物	剂量 (g/kg)	鼠数 (只)	耳肿重量 (mg)	P 值 与对照比	与 Cy 比
对照	–	10	21.2 ± 2.7		
补肾药	5	10	22.3 ± 3.5	> 0.05	
补肾药	10	10	18.8 ± 3.1	> 0.05	
补肾药	20	10	16.5 ± 2.4	< 0.01	
Cy(环磷酰胺)	0.025	10	11.2 ± 1.5		
Cy + 补肾药	0.025 + 5	10	14.3 ± 2.9		< 0.01
Cy + 补肾药	0.025 + 10	10	18.6 ± 3.6		< 0.01
Cy + 补肾药	0.025 + 20	10	19.2 ± 3.4		< 0.01

注:补肾药为补肾益寿胶囊

按上表的列表方式,不易看出试验设计类型,像单因素八水平设计问题,又像是两个单因素四水平设计问题或某种多因素设计问题。这是缺乏有关设计类型概念的人习惯的列表方式，在选用统计分析方法时将产生严重的误导作用。先给出与此问题对应的三型，再进行必要的解说。

表现型：见表 3–11。

假想的原型和标准型：看表 3–11 中的"药物"和"剂量"这两列，似乎该试验涉及了"药物"和"剂量"这样两个因素，是否果真如此？不妨试着列出由它们组合成的表格，见表 3–12。

表 3–12 表 3–11 资料的第一种变形结果（$\bar{x} \pm s$）
（假想的原型和标准型）

药物种类	耳肿重量（mg）				
	剂量： 0	0.025	5	10	20
补肾药	21.2 ± 2.7	.	22.3 ± 3.5	18.8 ± 3.1	16.5 ± 2.4
Cy	21.2 ± 2.7	11.2 ± 1.5	*	*	*

注：各组均有 10 只小鼠，"."表示未用补肾药，"＊"表示未用 Cy。

真正的原型和标准型：见表 3–13。

表 3–13 表 3–11 资料的第二种变形结果（$\bar{x} \pm s$）
（原型和标准型）

Cy 剂量 （g/kg）	耳肿重量（mg）				
	补肾药剂量 （g/kg）：	0	5	10	20
0		21.2 ± 2.7	22.3 ± 3.5	18.8 ± 3.1	16.5 ± 2.4
0.025		11.2 ± 1.5	14.3 ± 2.9	18.6 ± 3.6	19.2 ± 3.4

注：各组均有 10 只小鼠

显然，表3-12未全面、准确地表达表3-11所包含的信息，又无法反映出两种药合用的结果，故从原表中提炼出"药物"和"剂量"这样两个因素是不正确的转换方式。事实上，原表中所反映的是两种药具有各自的用药剂量，故将"补肾药的剂量"和"Cy的剂量"视为两个试验因素，问题就迎刃而解了，见表3-13。

由表3-13可以清楚地看出，原表中的8个组，其本质是分别具有两个水平和4个水平的两个因素的组合，即两因素（或称2×4）析因设计（假定两试验因素对结果的影响地位平等）或两因素嵌套设计（必须有专业依据，可以认为两试验因素对结果的影响有主次之分），而不是单因素八水平设计，也不是两个单因素四水平设计问题。

【问题3-7】某试验有NOD-SCID鼠20只，用随机表法分为4组，即空白组、人化组、荷瘤组及人化荷瘤组，每组各5只。给每只小鼠进行腹腔注射，人化组及人化荷瘤组注射hu-PBL 0.5mL，含4×10^7个细胞，空白组及荷瘤组用PBS 0.5mL替代。腹腔注射后24h，荷瘤组及人化荷瘤组进行皮下瘤细胞接种，接种于左右腹股沟，每点0.2mL，其余组则用PBS替代。每只小鼠在接受处理后，均在0、9、17、22天被抽取血样检测人IgG水平，资料见表3-14。试辨析此问题对应的试验设计类型。

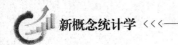

表 3 – 14   hu – PBL 免疫重建 NOD – SCID
鼠人 IgG 水平（$\bar{x} \pm s$, μg/ml）（表现型）

组别	鼠数（只）	试验时间（天）			
		0	9	17	22
空白组	5	0.13 ±0.05	0.14 ±0.02	0.15 ±0.06	0.12 ±0.04
人化组	5	0.15 ±0.03	3.36 ±0.81	8.01 ±0.42	9.41 ±0.38
荷瘤组	5	0.16 ±0.05	0.15 ±0.04	0.13 ±0.03	0.17 ±0.06
人化荷瘤组	5	0.12 ±0.04	6.16 ±1.56	9.95 ±0.96	11.73 ±1.72

表现型： 见表 3 – 14，很难直接判定其属于什么设计类型。

原型与标准型： 见表 3 – 15，为具有一个重复测量的三因素设计。

表 3 – 15   Hu – PBL 免疫重建 NOD – SCID
鼠人 IgG 水平（$\bar{x} \pm s$, μg/ml）（原型与标准型）

是否人化	是否荷瘤	鼠数（只）	IgG 水平			
			试验时间（天）：	0	9	17	22
是	是	5		0.12 ±0.04	6.16 ±1.56	9.95 ±0.96	11.73 ±1.72
	否	5		0.15 ±0.03	3.36 ±0.81	8.01 ±0.42	9.41 ±0.38
否	是	5		0.16 ±0.05	0.15 ±0.04	0.13 ±0.03	0.17 ±0.06
	否	5		0.13 ±0.05	0.14 ±0.02	0.15 ±0.06	0.12 ±0.04

从表 3 – 14 看，好像有两个因素，一个是"组别"，一个是"试验时间"，其实不然。"组别"下的 4 个组是两种有两个水平因素的组合，一个因素是"是否人化"，另一个因素是"是否荷瘤"，它们都有两个水平，即"是"与"否"，相互组合成 4 个试验组。此外，"IgG 水平"是关于表中数据的专业含义的解释性术语，即观测指标，应作为总的纵标目；"试验时间（天）"作为表中的第二分组标志应写在总标目之下。

表 3 – 15 共涉及 3 个试验因素，"是否人化""是否荷瘤"和"试验时间"，并且"试验时间"是一个重复测量因素，因为各组中的每只小鼠在接受处理后，均在 0、9、17、22 天被抽取血样检测人 IgG 水平。因此，该试验对应的试验设计类型为具有一个重复测量的三因素设计。

第三节 "三型"皆不同的设计类型

【问题 3 – 8】为了探讨光学区大小对准分子激光原位角膜磨镶术（LASIK）治疗近视后眼高阶像差的影响，将 2004 年 10 月至 12 月在某医院接受 LASIK 治疗的近视患者 236 例，即 462 只眼（年龄 18 ~ 40 岁，平均 26 ± 6 岁）分为高、中、低度近视组，每组根据激光切削光学区直径的不同（5.75mm、6.00mm、6.25mm 和 6.50 mm）分为 I ~ IV 亚组。术前和术后 6 个月用波阵面像差仪测量眼的像差，试验数据见表 3 – 16 ~ 表 3 – 21。用方差分析

和 q 检验分析手术前后组内不同亚组间在瞳孔直径为 4.00 mm、5.00 mm、6.00 mm 时眼总高阶像差、水平彗差、垂直彗差和球差的差异。试辨析此问题对应的试验设计类型。

表 3 – 16　高度近视组各亚组术前眼高阶像差值（μm, $\bar{x} \pm s$）

组别	Ⅰ亚组 （$n=31$）	Ⅱ亚组 （$n=49$）	Ⅲ亚组 （$n=50$）	Ⅳ亚组 （$n=32$）	F 值[*]
瞳孔直径 4.00 mm					
总高阶像差	0.11 ± 0.05	0.10 ± 0.06	0.12 ± 0.04	0.12 ± 0.05	1.44
垂直彗差	0.06 ± 0.04	0.07 ± 0.04	0.08 ± 0.03	0.07 ± 0.04	1.89
水平彗差	0.05 ± 0.02	0.04 ± 0.03	0.04 ± 0.02	0.05 ± 0.03	1.97
球差	0.02 ± 0.01	0.02 ± 0.01	0.02 ± 0.01	0.02 ± 0.01	0.00
瞳孔直径 5.00 mm					
总高阶像差	0.16 ± 0.06	0.17 ± 0.08	0.16 ± 0.07	0.18 ± 0.08	0.61
垂直彗差	0.08 ± 0.06	0.08 ± 0.06	0.09 ± 0.05	0.08 ± 0.05	0.38
水平彗差	0.05 ± 0.03	0.05 ± 0.02	0.06 ± 0.03	0.06 ± 0.04	1.52
球差	0.06 ± 0.04	0.05 ± 0.03	0.05 ± 0.03	0.05 ± 0.04	0.71
瞳孔直径 6.00 mm					
总高阶像差	0.26 ± 0.07	0.27 ± 0.08	0.26 ± 0.09	0.25 ± 0.08	0.40
垂直彗差	0.11 ± 0.08	0.10 ± 0.07	0.09 ± 0.07	0.10 ± 0.08	0.48
水平彗差	0.08 ± 0.06	0.07 ± 0.05	0.08 ± 0.06	0.09 ± 0.06	0.81
球差	0.13 ± 0.08	0.12 ± 0.09	0.11 ± 0.08	0.12 ± 0.09	0.36

表 3 – 17　中度近视组各亚组术前眼高阶像差值（μm, $\bar{x} \pm s$）

组别	Ⅰ亚组 （$n=31$）	Ⅱ亚组 （$n=39$）	Ⅲ亚组 （$n=41$）	Ⅳ亚组 （$n=43$）	F 值[*]
瞳孔直径 4.00 mm					
总高阶像差	0.12 ± 0.06	0.10 ± 0.05	0.11 ± 0.04	0.11 ± 0.06	0.98

续表

组别	I 亚组 ($n=31$)	II 亚组 ($n=39$)	III 亚组 ($n=41$)	IV 亚组 ($n=43$)	F 值*
垂直彗差	0.06 ± 0.05	0.06 ± 0.04	0.07 ± 0.05	0.08 ± 0.04	1.77
水平彗差	0.05 ± 0.03	0.04 ± 0.03	0.04 ± 0.02	0.04 ± 0.03	1.05
球差	0.02 ± 0.01	0.02 ± 0.02	0.02 ± 0.01	0.02 ± 0.01	0.00
瞳孔直径5.00mm					
总高阶像差	0.17 ± 0.06	0.17 ± 0.05	0.16 ± 0.06	0.17 ± 0.05	0.33
垂直彗差	0.07 ± 0.06	0.08 ± 0.05	0.08 ± 0.06	0.09 ± 0.06	0.72
水平彗差	0.04 ± 0.03	0.05 ± 0.03	0.05 ± 0.03	0.04 ± 0.03	1.41
球差	0.05 ± 0.03	0.04 ± 0.03	0.04 ± 0.02	0.05 ± 0.03	1.66
瞳孔直径6.00mm					
总高阶像差	0.24 ± 0.07	0.25 ± 0.07	0.23 ± 0.08	0.24 ± 0.06	0.54
垂直彗差	0.10 ± 0.07	0.10 ± 0.06	0.09 ± 0.06	0.09 ± 0.07	0.30
水平彗差	0.09 ± 0.06	0.08 ± 0.06	0.08 ± 0.05	0.07 ± 0.05	0.80
球差	0.10 ± 0.06	0.11 ± 0.07	0.11 ± 0.06	0.12 ± 0.06	0.61

表 3 – 18 低度近视组各亚组术前眼高阶像差值（μm，$\bar{x} \pm s$）

组别	I 亚组 ($n=25$)	II 亚组 ($n=32$)	III 亚组 ($n=43$)	IV 亚组 ($n=46$)	F 值*
瞳孔直径4.00mm					
总高阶像差	0.10 ± 0.05	0.09 ± 0.06	0.11 ± 0.06	0.10 ± 0.05	0.81
垂直彗差	0.05 ± 0.04	0.05 ± 0.03	0.06 ± 0.04	0.05 ± 0.04	0.70
水平彗差	0.03 ± 0.02	0.03 ± 0.02	0.03 ± 0.02	0.04 ± 0.03	1.88
球差	0.02 ± 0.01	0.02 ± 0.01	0.02 ± 0.01	0.02 ± 0.01	0.00
瞳孔直径5.00mm					
总高阶像差	0.16 ± 0.05	0.16 ± 0.06	0.15 ± 0.07	0.17 ± 0.06	0.78
垂直彗差	0.08 ± 0.06	0.07 ± 0.05	0.08 ± 0.06	0.07 ± 0.06	0.36

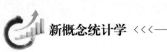

续表

组别	I 亚组 （$n=25$）	II 亚组 （$n=32$）	III 亚组 （$n=43$）	IV 亚组 （$n=46$）	F 值*
水平彗差	0.05 ± 0.04	0.05 ± 0.03	0.04 ± 0.03	0.04 ± 0.03	1.13
球差	0.04 ± 0.02	0.04 ± 0.03	0.05 ± 0.03	0.04 ± 0.03	1.24
瞳孔直径6.00mm					
总高阶像差	0.24 ± 0.07	0.23 ± 0.06	0.25 ± 0.07	0.24 ± 0.06	0.59
垂直彗差	0.09 ± 0.07	0.09 ± 0.06	0.10 ± 0.06	0.08 ± 0.05	0.85
水平彗差	0.06 ± 0.05	0.08 ± 0.05	0.07 ± 0.06	0.08 ± 0.06	0.88
球差	0.11 ± 0.07	0.10 ± 0.08	0.09 ± 0.07	0.09 ± 0.07	0.59

表 3 – 19　高度近视组各亚组术后眼高阶像差值（μm，$\bar{x} \pm s$）

组别	I 亚组 （$n=31$）	II 亚组 （$n=49$）	III 亚组 （$n=50$）	IV 亚组 （$n=32$）	F 值*	P 值
瞳孔直径4.00mm						
总高阶像差	0.21 ± 0.06	0.20 ± 0.05	0.17 ± 0.04 *	0.15 ± 0.04 *	11.84	<0.01
垂直彗差	0.11 ± 0.07	0.10 ± 0.06	0.08 ± 0.06	0.08 ± 0.06	2.16	>0.05
水平彗差	0.08 ± 0.06	0.07 ± 0.06	0.06 ± 0.05	0.06 ± 0.04	1.72	>0.05
球差	0.13 ± 0.05	0.11 ± 0.06	0.10 ± 0.05 *	0.09 ± 0.04 *	3.58	<0.05
瞳孔直径5.00mm						
总高阶像差	0.40 ± 0.08	0.38 ± 0.07	0.34 ± 0.07 *#	0.32 ± 0.06 *#	9.58	<0.01
垂直彗差	0.13 ± 0.07	0.12 ± 0.07	0.10 ± 0.06	0.10 ± 0.06	1.63	>0.05
水平彗差	0.10 ± 0.06	0.10 ± 0.07	0.08 ± 0.06	0.08 ± 0.05	1.43	>0.05
球差	0.34 ± 0.08	0.29 ± 0.09 *	0.26 ± 0.08 *	0.25 ± 0.07 *	8.27	<0.01
瞳孔直径6.00mm						
总高阶像差	0.63 ± 0.07	0.58 ± 0.08 *	0.54 ± 0.08 *#	0.50 ± 0.06 *#△	18.35	<0.01
垂直彗差	0.13 ± 0.09	0.12 ± 0.07	0.14 ± 0.07	0.11 ± 0.09	1.10	>0.05
水平彗差	0.12 ± 0.08	0.11 ± 0.07	0.10 ± 0.06	0.10 ± 0.08	0.64	>0.05
球差	0.56 ± 0.06	0.51 ± 0.07 *	0.48 ± 0.07 *#	0.44 ± 0.06 *#△	18.92	<0.01

表 3 - 20　中度近视组各亚组术后眼高阶像差值（μm，$\bar{x} \pm s$）

组别	I 亚组 （$n = 30$）	II 亚组 （$n = 39$）	III 亚组 （$n = 41$）	IV 亚组 （$n = 43$）	F 值*	P 值
瞳孔直径 4.00mm						
总高阶像差	0.19 ± 0.08	0.17 ± 0.06	0.16 ± 0.06	0.15 ± 0.05 *	2.64	< 0.05
垂直彗差	0.11 ± 0.06	0.10 ± 0.06	0.08 ± 0.05	0.09 ± 0.05	1.98	> 0.05
水平彗差	0.08 ± 0.05	0.08 ± 0.04	0.07 ± 0.05	0.06 ± 0.05	1.58	> 0.05
球差	0.08 ± 0.05	0.06 ± 0.05	0.06 ± 0.04	0.05 ± 0.04 *	2.67	< 0.05
瞳孔直径 5.00mm						
总高阶像差	0.34 ± 0.07	0.32 ± 0.06	0.30 ± 0.06 *	0.29 ± 0.06 *	4.51	< 0.01
垂直彗差	0.11 ± 0.08	0.10 ± 0.08	0.11 ± 0.07	0.09 ± 0.06	0.70	> 0.05
水平彗差	0.10 ± 0.08	0.10 ± 0.08	0.09 ± 0.05	0.09 ± 0.04	0.39	> 0.05
球差	0.22 ± 0.08	0.20 ± 0.06	0.20 ± 0.05 *	0.17 ± 0.08 *	4.52	< 0.01
瞳孔直径 6.00mm						
总高阶像差	0.57 ± 0.08	0.53 ± 0.08 *	0.50 ± 0.09 *	0.48 ± 0.07 *#	8.36	< 0.01
垂直彗差	0.13 ± 0.09	0.13 ± 0.10	0.12 ± 0.08	0.12 ± 0.09	0.16	> 0.05
水平彗差	0.12 ± 0.10	0.12 ± 0.07	0.11 ± 0.09	0.09 ± 0.07	1.32	> 0.05
球差	0.51 ± 0.08	0.47 ± 0.09	0.44 ± 0.08 *	0.40 ± 0.08 *#	9.52	< 0.01

表 3 - 21　低度近视组各亚组术后眼高阶像差值（μm，$\bar{x} \pm s$）

组别	I 亚组 （$n = 25$）	II 亚组 （$n = 32$）	III 亚组 （$n = 43$）	IV 亚组 （$n = 46$）	F 值*	P 值
瞳孔直径 4.00mm						
总高阶像差	0.15 ± 0.06	0.15 ± 0.05	0.14 ± 0.06	0.13 ± 0.05	1.13	> 0.05
垂直彗差	0.07 ± 0.05	0.06 ± 0.03	0.07 ± 0.04	0.07 ± 0.03	1.80	> 0.05
水平彗差	0.04 ± 0.03	0.04 ± 0.02	0.05 ± 0.02	0.04 ± 0.02	2.08	> 0.05
球差	0.05 ± 0.03	0.05 ± 0.02	0.04 ± 0.02	0.04 ± 0.03	1.80	> 0.05

续表

组别	Ⅰ亚组 ($n=25$)	Ⅱ亚组 ($n=32$)	Ⅲ亚组 ($n=43$)	Ⅳ亚组 ($n=46$)	F值*	P值
瞳孔直径5.00mm						
总高阶像差	0.29 ± 0.06	0.28 ± 0.06	0.27 ± 0.07	0.25 ± 0.07	2.39	>0.05
垂直彗差	0.11 ± 0.06	0.12 ± 0.05	0.12 ± 0.06	0.10 ± 0.06	1.14	>0.05
水平彗差	0.09 ± 0.06	0.09 ± 0.04	0.08 ± 0.07	0.07 ± 0.05	1.06	>0.05
球差	0.17 ± 0.06	0.15 ± 0.06	0.14 ± 0.05	0.14 ± 0.06	1.82	>0.05
瞳孔直径6.00mm						
总高阶像差	0.51 ± 0.08	0.48 ± 0.07	0.45 ± 0.09 *	0.44 ± 0.08 *	4.87	<0.01
垂直彗差	0.13 ± 0.07	0.12 ± 0.08	0.11 ± 0.07	0.11 ± 0.05	0.64	>0.05
水平彗差	0.12 ± 0.06	0.11 ± 0.07	0.10 ± 0.05	0.10 ± 0.07	0.72	>0.05
球差	0.36 ± 0.07	0.35 ± 0.09	0.32 ± 0.08	0.31 ± 0.06 *	3.43	<0.05

表现型：见表3-16~表3-21，似乎每张统计表均对应着一个试验设计类型，即3×4析因设计。

原型：见表3-22~表3-25，每张统计表中只有一个定量指标，每张表对应的试验设计类型都是"具有两个重复测量的四因素设计"。

标准型：事实上，表3-22~表3-25反映的是同一个试验目的对应的在专业上有联系的4个定量指标，试验设计类型完全相同。若忽略统计表的宽度，将这4张表左右拼接起来，就变成了一张表，其设计连同资料名称为"具有两个重复测量的四因素设计四元定量资料"。

原作者用6张统计表来表达本研究资料，表明其对本研究的试验设计类型不够清楚。从原文的叙述可知，本研究涉及"近视程度（低、中、高）""激光切削光学区直径（即用罗马数字表达的 4 个亚组）"　"时间（手术前、后）"和"瞳孔直径（4.00mm、5.00mm、6.00mm）"4 个试验因素，它们的水平数依次为 3、4、2 和 3，其中的"近视程度"和"激光切削光学区直径"为试验分组因素，它们与重复测量无关，而"时间"和"瞳孔直径"都与重复测量有关，是两个重复测量因素。因此，本研究所对应的试验设计类型为具有两个重复测量的四因素设计。此外，本研究共涉及"总高阶像差"　"水平彗差""垂直彗差"和"球差"4 项观测指标，因此，对本研究资料的正确表达应该是表 3-22 ～ 表 3-25 所示的 4 张统计表，每张统计表表达一项观测指标。

表 3-22 患眼总高阶像差（μm，$\bar{x} \pm s$）

近视程度	光学区直径(mm)	眼数	总高阶像差					
			术前(小径瞳孔)	中径瞳孔	大径瞳孔	术后(小径瞳孔)	中径瞳孔	大径瞳孔
高度	5.75	31	0.11±0.05	0.16±0.06	0.26±0.07	0.21±0.06	0.40±0.08	0.63±0.07
	6.00	49	0.10±0.06	0.17±0.08	0.27±0.08	0.20±0.05	0.38±0.07	0.58±0.08
	6.25	50	0.12±0.04	0.16±0.07	0.26±0.09	0.17±0.04	0.34±0.07	0.54±0.08
	6.50	32	0.12±0.05	0.18±0.08	0.25±0.08	0.15±0.04	0.32±0.06	0.50±0.06
中度	5.75	30	0.12±0.06	0.17±0.06	0.24±0.07	0.19±0.08	0.34±0.07	0.57±0.08
	6.00	39	0.10±0.05	0.17±0.05	0.25±0.07	0.17±0.06	0.32±0.06	0.53±0.08
	6.25	41	0.11±0.04	0.16±0.06	0.23±0.08	0.16±0.06	0.30±0.06	0.50±0.09
	6.50	43	0.11±0.06	0.17±0.05	0.24±0.06	0.15±0.05	0.29±0.06	0.48±0.07
低度	5.75	25	0.10±0.05	0.16±0.05	0.24±0.07	0.15±0.06	0.29±0.06	0.51±0.08
	6.00	32	0.09±0.06	0.16±0.06	0.23±0.06	0.15±0.05	0.28±0.06	0.48±0.07
	6.25	43	0.11±0.06	0.15±0.07	0.25±0.07	0.14±0.06	0.27±0.07	0.45±0.09
	6.50	46	0.10±0.05	0.17±0.06	0.24±0.06	0.13±0.05	0.25±0.07	0.44±0.08

表 3 - 23 患眼垂直彗差（μm, $\bar{x} \pm s$）

近视程度	光学区直径(mm)	眼数	垂直彗差					
			术前(小径瞳孔)	中径瞳孔	大径瞳孔	术后(小径瞳孔)	中径瞳孔	大径瞳孔
高度	5.75	31	0.06±0.04	0.08±0.06	0.11±0.08	0.11±0.07	0.13±0.07	0.13±0.09
	6.00	49	0.07±0.04	0.08±0.06	0.10±0.07	0.10±0.06	0.12±0.08	0.12±0.07
	6.25	50	0.08±0.03	0.09±0.05	0.09±0.07	0.08±0.06	0.10±0.07	0.14±0.07
	6.50	32	0.07±0.04	0.08±0.05	0.10±0.08	0.08±0.06	0.10±0.06	0.11±0.09
中度	5.75	30	0.06±0.05	0.07±0.06	0.10±0.07	0.11±0.06	0.11±0.08	0.13±0.09
	6.00	39	0.06±0.04	0.08±0.05	0.10±0.06	0.10±0.06	0.10±0.08	0.13±0.10
	6.25	41	0.07±0.05	0.08±0.06	0.09±0.06	0.08±0.05	0.11±0.07	0.12±0.08
	6.50	43	0.08±0.04	0.09±0.06	0.09±0.07	0.09±0.05	0.09±0.06	0.12±0.09
低度	5.75	25	0.05±0.04	0.08±0.06	0.09±0.07	0.07±0.05	0.11±0.06	0.13±0.07
	6.00	32	0.05±0.03	0.07±0.05	0.09±0.06	0.06±0.03	0.12±0.05	0.12±0.08
	6.25	43	0.06±0.04	0.08±0.06	0.10±0.06	0.07±0.04	0.12±0.06	0.11±0.07
	6.50	46	0.05±0.04	0.07±0.06	0.08±0.05	0.07±0.03	0.10±0.06	0.11±0.05

表3-24 患眼水平彗差（μm，$\bar{x} \pm s$）

近视程度	光学区直径(mm)	眼数	水平彗差					
			术前(小径瞳孔)	中径瞳孔	大径瞳孔	术后(小径瞳孔)	中径瞳孔	大径瞳孔
高度	5.75	31	0.05±0.02	0.05±0.03	0.08±0.06	0.08±0.06	0.10±0.06	0.12±0.08
	6.00	49	0.04±0.03	0.05±0.02	0.07±0.05	0.07±0.04	0.10±0.07	0.11±0.07
	6.25	50	0.04±0.02	0.06±0.03	0.08±0.06	0.06±0.05	0.08±0.06	0.10±0.06
	6.50	32	0.05±0.03	0.06±0.04	0.09±0.06	0.06±0.04	0.08±0.05	0.10±0.08
中度	5.75	30	0.05±0.03	0.04±0.03	0.09±0.06	0.08±0.05	0.10±0.07	0.12±0.10
	6.00	39	0.04±0.03	0.05±0.03	0.08±0.06	0.08±0.04	0.10±0.06	0.12±0.07
	6.25	41	0.04±0.02	0.05±0.03	0.08±0.05	0.07±0.05	0.09±0.05	0.11±0.09
	6.50	43	0.04±0.03	0.04±0.03	0.07±0.05	0.06±0.05	0.09±0.04	0.09±0.07
低度	5.75	25	0.03±0.02	0.05±0.04	0.06±0.05	0.04±0.03	0.09±0.06	0.12±0.06
	6.00	32	0.03±0.02	0.05±0.03	0.08±0.05	0.04±0.02	0.09±0.04	0.11±0.07
	6.25	43	0.03±0.02	0.04±0.03	0.07±0.06	0.05±0.02	0.08±0.07	0.10±0.05
	6.50	46	0.04±0.03	0.04±0.03	0.08±0.06	0.04±0.02	0.07±0.05	0.10±0.07

表 3-25 患眼球差（μm, $\bar{x} \pm s$）

近视程度	光学区直径（mm）	眼数	球差					
			术前（小径瞳孔）	中径瞳孔	大径瞳孔	术后（小径瞳孔）	中径瞳孔	大径瞳孔
高度	5.75	31	0.02±0.01	0.06±0.04	0.13±0.08	0.13±0.05	0.34±0.08	0.56±0.06
	6.00	49	0.02±0.01	0.05±0.03	0.12±0.09	0.11±0.06	0.29±0.09	0.51±0.07
	6.25	50	0.02±0.01	0.05±0.03	0.11±0.08	0.10±0.05	0.26±0.08	0.48±0.07
	6.50	32	0.02±0.01	0.05±0.04	0.12±0.09	0.09±0.04	0.25±0.07	0.44±0.06
中度	5.75	30	0.02±0.01	0.05±0.03	0.10±0.06	0.08±0.05	0.22±0.08	0.51±0.08
	6.00	39	0.02±0.02	0.04±0.03	0.11±0.07	0.06±0.05	0.20±0.06	0.47±0.09
	6.25	41	0.02±0.01	0.04±0.02	0.11±0.06	0.06±0.04	0.20±0.05	0.44±0.08
	6.50	43	0.02±0.01	0.05±0.03	0.12±0.06	0.05±0.04	0.17±0.08	0.40±0.08
低度	5.75	25	0.02±0.01	0.04±0.02	0.11±0.07	0.05±0.03	0.17±0.06	0.36±0.07
	6.00	32	0.02±0.01	0.04±0.03	0.10±0.08	0.05±0.02	0.15±0.06	0.35±0.09
	6.25	43	0.02±0.01	0.05±0.03	0.09±0.06	0.04±0.02	0.14±0.05	0.32±0.08
	6.50	46	0.02±0.01	0.04±0.03	0.09±0.07	0.04±0.03	0.14±0.06	0.31±0.06

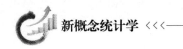

第四节　缺乏"标准型"的设计类型

一、多因素非平衡组合试验

在一个试验研究中，全部的处理组涉及多个试验因素，但处理组的数目小于试验因素与其水平数之乘积，此类试验对应的设计类型可统称为"非析因结构的架构"。试验因素的每种水平组合条件被称为一个试验点，于是，非析因结构的架构可以细分为以下几种情形。

情形一，所选取的全部试验点是析因设计中某个高阶交互作用项取相同水平对应的那些试验点，此时的非析因结构的架构就叫作分式析因设计。

情形二，所选取的全部试验点在空间上具有正交性（试验点在空间整齐可比、均匀分散），此时的非析因结构的架构就叫作正交设计。

情形三，所选取的全部试验点在空间上具有均匀性（试验点在空间尽可能均匀分散），此时的非析因结构的架构就叫作均匀设计。

情形四，所选取的全部试验点在数学上具有某些优良性质（如 A 优良性、D 优良性、E 优良性、G 优良性、L 优良性），此时的非析因结构的架构就叫作具有某种优良性的回归设计。

情形五，在非析因结构的架构中，所选取的全部试验点不符合前述四种情形之一时，就称其为"多因素非平衡组合试验"。注意，它不应被称为一种设计，因为其对应的安排缺乏数学和统计学的依据，也没有标准的统计分析方法与之相对应。此种情形可由以下两种原因所导致：

其一，析因设计结构中原本具有的试验点数目太多，研究者承受不起，却又毫无根据地随意选取了其中很小一部分试验点来做试验，此乃"拍着脑袋定方案，随心所欲搞科研"的真实写照。按科学严谨的要求，这种做法是不允许的，正确的做法是选用前述四种情形之一来安排试验。

其二，在某些试验研究中，有些因素仅取了一个水平，而另一些因素却取了多个水平。例如，在药物疗效评价研究中，每次试验只能用一种药物的一个特定剂量。若受试对象为动物，常常需要在正常动物、造模动物身上观测某些指标的数值，还需要在造模成功的动物身上用不同的药物治疗，阳性药物通常仅取一个事先摸索确定下来的特定剂量，而新药物却需要取小、中、大3个剂量分别试验。这个试验安排按组别列出来如下：第一组，正常对照组；第二组，模型对照组；第三组，模型 + 阳性药物组；第四组，模型 + 新药小剂量组；第五组，模型 + 新药中剂量组；第六组，模型 + 新药大剂量组。显然，在上述 6 个组所决定的试验中，涉及 3 个试验因素，即"动物造模与否""药物种类（阳性药与新药）""新药剂量（小、中、大）"。这 3 个试验因素的水平无法全面组合，因为使用药物的主要目的是考察其对某种疾病的治疗效果，故没有必要将药物用在正常动物身上；另外，阳性药采用了一个被大量试验证明其疗效最稳定且最好的特定剂量，因此，前面提及的一个试验因素叫作"新药剂量"，而不是"药物剂量"。若说有一个试验因素叫作"药物剂量"，它就必然要包括"阳性药剂量"，也就至少要有两个不同的水平。

在实践中，广大科研人员应尽可能避免上述第一类多因素非平衡组合试验的出现。若遇到上述第二类多因素非平衡组合试验，在对数据进行统计分析时应采取"拆分组别"的方法，拆分的依据是专业知识和统计学知识，即专业上认为哪些组在进行分析时具有更大的实际意义且具有很好的可比性，统计学上认为哪些组在一起属于某种标准设计类型之一。

二、多因素非平衡组合试验的案例辨析与释疑

【问题 3 - 9】为了探讨在体外具有强大细胞毒活性的口腔癌浸润淋巴细胞（TIL）在体内的抑瘤效果及化疗药物环磷酰胺（Cy）与 TIL 联合应用治疗口腔癌的可能性，原作者取裸小鼠 BALB/c - nu/nu 15 只，鼠龄 6 ~ 8 周，体重 18 ~ 24g。将 15 只裸鼠随机分为 3 组，即对照组、TIL + rIL - 2 组和 TIL + rIL - 2 + Cy 组，每组 5 只。从第一周开始观测肿瘤生长情况，设计与资料见表 3 - 26。试辨析此问题对应的试验设计类型。

表3 – 26　各组肿瘤平均体积动态观察（$\bar{x} \pm s$，mm³）（表现型）

组别	时间（周）				
	1	2	3	4	8
对照组	54.5 ± 1.5	148.5 ± 11.3	230.3 ± 15.4	341.3 ± 18.5	3 998.7 ± 35.5
TIL + rIL – 2	17.6 ± 0.7	18.0 ± 0.8	32.0 ± 1.2	243.6 ± 16.3	2 717.1 ± 30.9
TIL + rIL – 2 + Cy	5.2 ± 0.3	5.2 ± 0.3	5.2 ± 0.3	25.1 ± 1.1	775.1 ± 25.3

　　从统计表规范要求的角度看，表3 – 26 中，分组标志"时间（周）"写错了位置，此处应写观测指标的名称。先给出与此问题对应的三型，再进行必要的解说。

　　表现型：见表3 – 26，无法判定它是什么设计类型。从试验设计角度看，"组别"下缺少了一组或多组。

　　原型：完整的设计和统计表的正确编制见表3 – 27，但它是什么设计类型尚无法判定。

表3 – 27　与表3 – 26 对应的问题的"原型"

组别	肿瘤平均体积（$\bar{x} \pm s$，mm³）				
	t: 1	2	3	4	5
对照组	54.5 ± 1.5	148.5 ± 11.3	230.3 ± 15.4	341.3 ± 18.5	3998.7 ± 35.5
Cy 药	---	---	---	---	---
TIL + rIL – 2	17.6 ± 0.7	18.0 ± 0.8	32.0 ± 1.2	243.6 ± 16.3	2717.1 ± 30.9

续表

组别	肿瘤平均体积（$\bar{x} \pm s$, mm^3）				
	t： 1	2	3	4	5
TIL + rIL - 2	5.2 ±	5.2 ±	5.2 ±	25.1 ±	775.1 ±
+ Cy	0.3	0.3	0.3	1.1	25.3

注：t 代表观测时间（周）

标准型之一： 当专业上可以认为"TIL + rIL - 2"是一种复方，不应该拆开使用时，其标准型见表 3 - 28。其对应的试验设计类型叫作"具有一个重复测量的三因素设计"。

表 3 - 28　与表 3 - 26 对应问题的"标准型"之一

TIL + rIL -2 用否	Cy 用否	肿瘤平均体积（$\bar{x} \pm s$, mm^3）				
		t： 1	2	3	4	5
不用	不用	54.5 ± 1.5	148.5 ± 11.3	230.3 ± 15.4	341.3 ± 18.5	3998.7 ± 35.5
	用	---	---	---	---	---
用	不用	17.6 ± 0.7	18.0 ± 0.8	32.0 ± 1.2	243.6 ± 16.3	2717.1 ± 30.9
	用	5.2 ± 0.3	5.2 ± 0.3	5.2 ± 0.3	25.1 ± 1.1	775.1 ± 25.3

注：t 代表观测时间（周）

标准型之二： 当专业上不能认为"TIL + rIL - 2"是一种复方，必须拆分开来，而且，还特别希望考察"TIL 用否"与"rIL - 2 用否"之间是否存在不可忽视的交互作用时，其标准型见表 3 - 29。

表 3 – 29　与表 3 – 26 对应问题的"标准型"之二

TIL 用否	rIL – 2 用否	Cy 用否	肿瘤平均体积（$\bar{x} \pm s$, mm³)			
			t: 1	2	---	5
不用	不用	不用	54.5 ± 1.5	148.5 ± 11.3	---	3998.7 ± 35.5
		用	---	---	---	---
	用	不用	---	---	---	---
		用	---	---	---	---
用	不用	不用	---	---	---	---
		用	---	---	---	---
	用	不用	17.6 ± 0.7	18.0 ± 0.8	---	2717.1 ± 30.9
		用	5.2 ± 0.3	5.2 ± 0.3	---	775.1 ± 25.3

注：t 代表观测时间（周）

　　表 3 – 29 对应的试验设计类型叫作"具有一个重复测量的四因素设计"。值得注意的是，"TIL 用否"与"rIL – 2 用否"被视为两个试验因素，连同"Cy 用否"，它们共同构成 3 个试验分组因素，再结合与重复测量有关的时间因素，可以考察 4 个试验因素单独的效应，还可考察它们之间的多种复杂的交互作用对观测结果的影响情况。

　　【问题 3 – 10】某试验研究不同施肥方式对作物产量及土壤性质的影响。试验设计：对照（不施肥，CK）、单施化肥（F）、施化肥配有机肥（F + M）和施化肥加秸秆还田（F + S）为 4 种处理方式，测定作物产量及一些土壤理化指标，采用的统计分析方法为单因素多水平设计一元定量资料 t 检验和方差分析。试辨析此

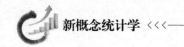

问题对应的试验设计类型。

表现型： 该试验设计类型为单因素四水平设计，因素 "施肥方式" 有 4 个水平，分别为对照（不施肥，CK）、单施化肥（F）、施化肥配有机肥（F + M）和施化肥加秸秆还田（F + S）。

原型： 该试验不是一个标准的单因素四水平设计，因为后三个处理中都有施化肥，它们之间仅仅在于附加的东西不同而已，而第一个空白对照组仅与第二个单施化肥组之间具有可比性。

标准型： 严格地说，本例涉及 3 个试验因素，是否施化肥、是否添加有机肥、是否用秸秆还田。但 3 个因素的水平组合并不完全，属于三因素非平衡组合试验，不是三因素的某种标准设计。

若试验已经结束，仅仅为了对定量的观测结果进行统计分析，首先需要对原先的 4 个组进行合理的拆分并重新组合：组合一，对照组（不施肥，CK）、单施化肥（F）；组合二，单施化肥（F）、施化肥配有机肥（F + M）、施化肥 + 加秸秆还田（F + S）。

第一种组合可被称为单因素两水平设计（简称为成组设计），若定量资料满足参数检验的前提条件（独立性、正态性和方差齐性），应选用相应设计一元定量资料 t 检验。

第二种组合可被称为单因素三水平设计，若定量资料满足参数检验的前提条件（独立性、正态性和方差齐性），应选用相应设计一元定量资料 F 检验或称方差分析。

若试验尚未进行，可按三因素析因设计重新安排，其列表格式见表 3 - 30。

表 3 - 30　具有 4 次独立重复试验的三因素析因
设计列表格式（$n = 4$）

是否施化肥	是否添加有机肥	定量观测指标名（单位）		
		是否加秸秆还田：不加秸秆还田		加秸秆还田
不施	不添	× × × ×		× × × ×
		× × × ×		× × × ×
	添加	× × × ×		× × × ×
		× × × ×		× × × ×
施加	不添	× × × ×		× × × ×
		× × × ×		× × × ×
	添加	× × × ×		× × × ×
		× × × ×		× × × ×

【问题 3 - 11】某试验研究不同营养物对小肠缺血再灌注大鼠小肠吸收功能的影响。试验共分 9 组，每组 10 只大鼠。请根据表 3 - 31 中的定量资料辨析其对应的试验设计类型。

表 3 - 31　不同营养物对小肠缺血再灌注大鼠
小肠吸收功能（ΔIsc）的影响（$\mu A / cm^2$）

分组	缺血 60 分钟	再灌注 60 分钟
单纯手术	83 ± 10	85 ± 7

续表

分组	缺血 60 分钟	再灌注 60 分钟
手术 + 葡萄糖	78 ± 14	90 ± 12
手术 + 丙氨酸	80 ± 12	86 ± 9
手术 + 葡萄糖/丙氨酸	89 ± 14	93 ± 16
手术 + 单纯缺血再灌注	45 ± 5	54 ± 4
手术 + 缺血再灌注 + 甘露醇	48 ± 4	56 ± 5
手术 + 缺血再灌注 + 丙氨酸	19 ± 6	25 ± 5
手术 + 缺血再灌注 + 葡萄糖	55 ± 4	64 ± 5
手术 + 缺血再灌注 + 葡萄糖 + 丙氨酸	17 ± 6	29 ± 5

表现型:见表 3-31,无法判定它是什么设计类型。

原型:见表 3-32,将表现型中明显缺少的那一组补充上。尽管补充了一组,更有利于实现事先确定的研究目的,但仍不便于判断其设计类型是什么。

表 3-32 不同营养物对小肠缺血再灌注大鼠
小肠吸收功能 (ΔIsc) 的影响 (μA/cm²)

分组	缺血 60 分钟	再灌注 60 分钟
单纯手术	83 ± 10	85 ± 7
手术 + 甘露醇	---	---
手术 + 葡萄糖	78 ± 14	90 ± 12
手术 + 丙氨酸	80 ± 12	86 ± 9
手术 + 葡萄糖 + 丙氨酸	89 ± 14	93 ± 16
手术 + 单纯缺血再灌注	45 ± 5	54 ± 4
手术 + 缺血再灌注 + 甘露醇	48 ± 4	56 ± 5

续表

分组	缺血 60 分钟	再灌注 60 分钟
手术 + 缺血再灌注 + 丙氨酸	19 ± 6	25 ± 5
手术 + 缺血再灌注 + 葡萄糖	55 ± 4	64 ± 5
手术 + 缺血再灌注 + 葡萄糖 + 丙氨酸	17 ± 6	29 ± 5

标准型：本试验不存在直接就能写出的标准型，因为即使增加与"手术 + 甘露醇"对应的两个时间点上的两组试验和数据，也不属于在统计学上能够被认可的某种标准设计。至少需要将其拆分成两种不同的组合，分别见表 3 – 33 和表 3 – 34。

组合一：在表 3 – 32 中删除"手术 + 葡萄糖 + 丙氨酸"对应的两行，其标准型见表 3 – 33，它应叫作具有一个重复测量的三因素设计。

表 3 – 33 不同营养物对小肠缺血再灌注大鼠
小肠吸收功能的影响（$\bar{x} \pm s$）

缺血再灌注与否	溶剂种类	吸收功能（△Isc）（$\mu A/cm^2$）	
		缺血 60 分钟	再灌注 60 分钟
未用	无溶剂	83 ± 10	85 ± 7
	甘露醇	---	---
	葡萄糖	78 ± 14	90 ± 12
	丙氨酸	80 ± 12	86 ± 9
使用	无溶剂	45 ± 5	54 ± 4
	甘露醇	48 ± 4	56 ± 5
	葡萄糖	55 ± 4	64 ± 5
	丙氨酸	19 ± 6	25 ± 5

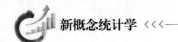
组合二：在表 3 – 32 中删除含"甘露醇"的两行，其标准型见表 3 – 34，它应叫作具有一个重复测量的四因素设计。

表 3 – 34　不同营养物对小肠缺血再灌注大鼠
小肠吸收功能的影响（$\bar{x} \pm s$）

缺血再灌注与否	丙氨酸用否	葡萄糖用否	吸收功能（△Isc）（μA/cm²）	
			缺血 60 分钟	再灌注 60 分钟
未用	不用	不用	83 ± 10	85 ± 7
		使用	78 ± 14	90 ± 12
	使用	不用	80 ± 12	86 ± 9
		使用	89 ± 14	93 ± 16
使用	不用	不用	45 ± 5	54 ± 4
		使用	55 ± 4	64 ± 5
	使用	不用	19 ± 6	25 ± 5
		使用	17 ± 6	29 ± 5

（胡良平　李子建　周诗国）

第四章
用统计思维与三型理论解读
统计表达描述问题

第一节 编制统计表及绘制统计图时存在的问题及破解之策

一、统计表

【问题 4-1】三种不同治疗方法治疗脂肪肝前后超声检查所得影像学的测定结果见表 4-1，试写出与此表对应的三型。

表 4-1 各组患者超声影像学的改善情况比较（例）

组别		总例数	正常	轻度脂肪肝	中度脂肪肝	重度脂肪肝
清肝活血方	治前	44	0	6	32	6
	治后	33	7	11	21	1
小柴胡冲剂	治前	18	0	2	14	2
	治后	16	2	3	12	1

组别		总例数	正常	轻度脂肪肝	中度脂肪肝	重度脂肪肝
一般治疗	治前	24	0	6	15	3
	治后	22	2	9	11	2

首先，从表4-1中可以看到，表中的数据是代表不同程度的脂肪肝的例数，应在纵标目上加例数，以明确表4-1中数据的含义。其次，从该试验的目的可知，原作者是想比较三种方法治疗前后的情况，因此，观测时间是一个重复测量因素，而不是一个试验分组因素，所以上表中将观测时间列入横标目作为分组标志是不太合适的。先给出与此问题对应的三型，再进行必要的解说。

表现型：呈现资料的表现型见表4-1。

原型：呈现资料的原型见表4-2。

表4-2　各组患者治疗前后脂肪肝改善情况的超声影像学观察结果

治疗方案	观测时间	例数				
		正常	轻度	中度	重度	合计
清肝活血方	治前	0	6	32	6	44
	治后	7	11	21	1	33
小柴胡冲剂	治前	0	2	14	2	18
	治后	2	3	12	1	16
一般治疗	治前	0	6	15	3	24
	治后	2	9	11	2	22

标准型：呈现资料的标准型见表4-3。

表 4 – 3　各组患者治疗前后脂肪肝改善情况的超声影像学观察结果

治疗方案	例数							
	治前				治后			
	（正常	轻度	中度	重度）	（正常	轻度	中度	重度）
清肝活血方	0	6	32	6	7	11	21	1
小柴胡冲剂	0	2	14	2	2	3	12	1
一般治疗	0	6	15	3	2	5	11	2

　　此表为重复测量定性资料列联表，编制统计表时除了使表中数据所代表的含义清楚，将脂肪肝分类分别列在总的纵标目之下外，观测时间也应列于纵标目上，而并不是作为试验分组标志。

　　【问题 4 – 2】某研究者将 3 组患者的众多信息用一张统计表表达出来，见表 4 – 4，试写出与此表对应的三型。

表 4 – 4　3 组患者一般资料

组别	例数	性别		年龄（岁）$\bar{x}\pm s$	吸毒时间(年)$\bar{x}\pm s$	吸毒方式(例)		吸毒量(g/d)$\bar{x}\pm s$	职业					
		男	女			烫吸	静脉		无业	工人	农民	个体	干部	学生
对照	58	33	25	28.0±13.1	2.64±1.17	41	17	0.98±0.61	18	14	6	11	7	2
治疗A	62	35	27	30.0±11.5	2.27±1.66	43	19	0.97±0.56	20	18	8	9	6	1
治疗B	67	36	31	31.0±13.1	2.49±1.23	43	24	0.97±0.53	25	11	8	14	6	3

　　从表 4 – 4 中可以看出，资料主要包括两个方面的内容，一方面是 3 组患者的个人基本资料，另一方面是 3 组患者的吸毒情况。但将此两类信息混合在一张统计

表中会给读者带来一些阅读困难。将表4-4中的两类信息分别列出则便于阅读。与此问题对应的三型如下。

表现型：呈现资料的表现型见表4-4。

原型和标准型：呈现资料的原型和标准型见表4-5和表4-6。

表4-5　3组患者个人基本资料情况

组别	年龄（岁）	例数							
		性别：男	女	职业:无业	工人	农民	个体	干部	学生
对照	28.0±13.1	33	25	18	14	6	11	7	2
治疗A	30.0±11.5	35	27	20	18	8	9	6	1
治疗B	31.0±13.1	36	31	25	11	8	14	6	3

表4-6　3组患者吸毒情况资料

组别	吸毒时间（年，$\bar{x}\pm s$）	例数		吸毒量（g/d，$\bar{x}\pm s$）
		吸毒方式：烫吸	静脉	
对照	2.64±1.17	41	17	0.98±0.61
治疗A	2.27±1.66	43	19	0.97±0.56
治疗B	2.49±1.23	43	24	0.97±0.53

二、统计图

【问题4-3】某人用狗作为受试对象，研究不同处理条件下血钾浓度随时间推移的变化趋势，使用了普通线图，见图4-1。试绘出与此图对应的三型。

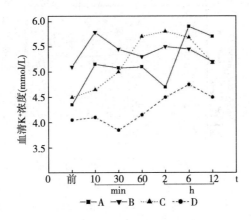

图 4 - 1　注肛组四只狗血钾含量随时间推移的变化趋势

图 4 - 1 中 A、B、C、D 代表 4 条狗，但此图在纵、横轴上标的刻度是违反数学原则的。在纵轴上，上部分每个间隔的长度代表的数量为 0.5，而 0 到 3.5 之间却是 3.5；在横轴上，等长的间隔代表的数量不等，一会儿代表 10min，一会儿代表 20min，甚至代表 30min、1h、4h 和 6h。这样一来，图 4 - 1 中所反映出来的曲线的升降趋势显然是一种假象。应将坐标轴上的刻度正确表示出来再绘出线图。与此问题对应的三型如下。

表现型：呈现资料的表现型见图 4 - 1。

原型和标准型：呈现资料的原型和标准型见图 4 - 2和图 4 - 3。

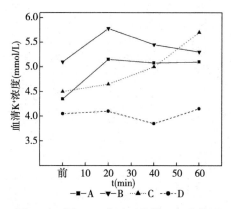

图 4 – 2　图 4 – 1 修改后的第一部分结果

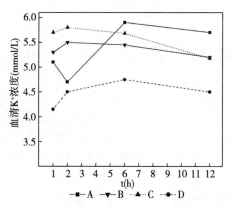

图 4 – 3　图 4 – 1 修改后的第二部分结果

【问题 4 – 4】下面是某地居民 1950～1968 年伤寒与结核病死亡率（1/10 万）资料，试选用合适的统计图类型将下面的资料表示出来。

年份：1950～1952～1954～1956～1958～1960～1962～1964～1966～1968

伤寒：31.3　22.4　18.0　9.2　5.0　3.8　1.6　0.8　0.3

结核：174.5　157.1　142.0　127.2　97.7　71.3　59.2　46.0　37.5

表现型：呈现资料的表现型见图4-4。

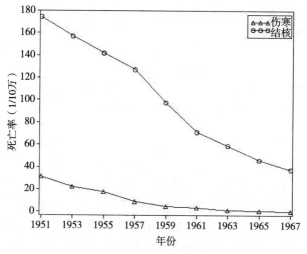

图4-4　普通线图的式样

原型和标准型：呈现资料的原型和标准型见图4-5。

本问题中的两组病死率都随着时间的推移逐渐下降，然而，哪一种疾病的病死率随时间推移下降得更快一些呢？图4-4绘制的是普通线图，它似乎告诉人们，

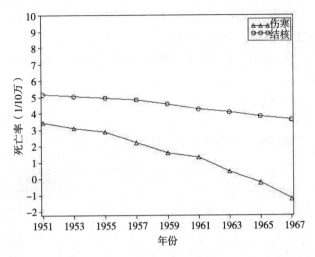

图 4 – 5　半对数线图的式样

结核病的病死率下降得快一些。事实上，这个答案是错误的。图 4 – 4 使人们产生了错觉，因为它展示的是每组（即每条折线）数据中最大值与最小值之差值（即变化幅度）。而图 4 – 5 绘制的是半对数线图，它理直气壮地告诉人们：伤寒病的病死率下降得快一些。显然，这个答案是正确的，因为它揭示的是每组（即每条折线）数据中最大值除以最小值的值（相当于变化速度）。

第二节 表达统计资料时存在的
问题及破解之策

一、定量资料

【**问题 4 – 5**】某作者在《清醒状态下大鼠脑震荡动物模型的建立》一文中，给出了如下的资料（表 4 – 7）。请问：这样表达资料妥当吗？

表 4 – 7 大鼠头部受伤后 1d 迷宫试验的结果（表现型）

试验分组	出错次数（$\bar{x} \pm s_{\bar{x}}$）	n
不给予撞击组	1.89 ± 0.93	6
给予 50g 砝码撞击组	3.22 ± 1.20	10
给予 100g 砝码撞击组	2.88 ± 1.36	10

表现型：呈现资料的表现型见表 4 – 7。

原型：呈现资料的原型见表 4 – 8。

表 4 – 8 大鼠头部受伤后 1d 迷宫试验的结果（原型）

试验分组	出错次数（$\bar{x} \pm s$）	n
不给予撞击组	1.89 ± 2.28	6
给予 50g 砝码撞击组	3.22 ± 3.79	10
给予 100g 砝码撞击组	2.88 ± 4.30	10

标准型：呈现资料的标准型见表 4 – 9。

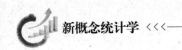

表 4-9　大鼠头部受伤后 1d 迷宫试验的结果（标准型）

试验分组	出错次数 $[M(Q_1 \sim Q_3)]$	n
不给予撞击组	X	6
给予 50g 砝码撞击组	X	10
给予 100g 砝码撞击组	X	10

注：表中"X"处应填写各行上对应的 $M(Q_1 \sim Q_3)$ 的数值，其中，M 为中位数，Q_1 和 Q_3 分别为第一、第三四分位数

　　显然，表 4-7 是用"均数 ± 标准误（$\bar{x} \pm s_{\bar{x}}$）"的方式表达定量指标"出错次数"。用三组的标准误（$s_{\bar{x}}$）分别乘以各组样本含量 n 的平方根，得三组的标准差（s）分别为 2.28、3.79、4.30。若按常规方式表达此定量资料，其形式见表 4-8。

　　从表 4-8 中最后一列可看出，各行上的标准差都大于各自组中的算术平均值，说明原作者误用了正态分布法表达明显呈非正态分布的定量资料，这很不妥当。正确的表达该定量资料的方法见表 4-9。

　　由于原作者用标准误表示各组数据的离散度大小（见表 4-7），掩盖了数据呈偏态分布的真相，进而选用方差分析处理资料，使之一错再错。这是实际应用中非常容易犯的错误，实际工作者务必要注意这一点！

　　【问题 4-6】某研究者比较用下颌升支矢状截骨术（SSRO）和下颌升支垂直截骨术（IVRO）后退下颌对口颌系统功能的影响。对 27 例下颌前突患者（16 例接受 SSRO，11 例接受 IVRO）分别在术前、术后 3 个月、术后 6 个月测定颌力及咀嚼效能，结果如表 4-10 所示。试写出此问题对应的三型。

表 4 – 10　两组患者术前和术后颌力的测定结果（kg, $\bar{x} \pm s_{\bar{x}}$）

时间	SSRO（$n = 16$）	IVRO（$n = 11$）
术前	14.58 ± 7.85	16.89 ± 9.14
术后 3 个月	10.54 ± 5.87	9.63 ± 7.24
术后 6 个月	15.02 ± 6.61	13.48 ± 8.29

表现型：呈现资料的表现型见表 4 – 10。

原型：呈现资料的原型见表 4 – 11。

表 4 – 11　两组患者术前和术后颌力的测定结果（kg, $\bar{x} \pm s$）

时间	SSRO（$n = 16$）	IVRO（$n = 11$）
术前	14.58 ± 31.40	16.89 ± 30.31
术后 3 个月	10.54 ± 23.48	9.63 ± 24.01
术后 6 个月	15.02 ± 26.44	13.48 ± 27.49

标准型：呈现资料的标准型见表 4 – 12。

表 4 – 12　两组患者术前和术后颌力的测定结果
$[\text{kg}, M（Q_1 \sim Q_3）]$

时间	SSRO（$n = 16$）	IVRO（$n = 11$）
术前	X	X
术后 3 个月	X	X
术后 6 个月	X	X

注：表中 "X" 处应填写各行上对应的 $M（Q_1 \sim Q_3）$ 的数值，其中，M 为中位数，Q_1 和 Q_3 分别为第一、第三四分位数

表 4 – 10 用平均数与标准误结合起来描述定量资料。各组样本含量分别为 16 和 11，根据公式：$s = \sqrt{n} \cdot s_{\bar{x}}$ 计算出各组的标准差 s，得到表 4 – 11。

从表 4 – 11 中可看出，每组数据的标准差均大于平均值，说明这些组中的数据并不符合正态分布，因此，用平均数与标准误结合起来描述定量资料时在一定程度上有欺骗性，故建议通常情况下，首先用标准差作为变异指标描述定量资料，因为这样易于发现问题。当标准差确实大于算术平均值时，宜改用"$M\,(Q_1 \sim Q_3)$"的形式来描述呈偏态分布的定量资料，见表 4 – 12。

二、定性资料

【问题 4 – 7】在表 4 – 13 中，列出了 12 种心理问题，原作者根据各行数据与总患者人数 50 计算出 12 个相对数，并称之为"百分比"，对吗？

表 4 – 13　病人术前术后常见的心理问题（$n = 50$）（表现型）

心理问题	人数	百分比（%）
恐惧手术	41	82.0
希望有一个老医生	40	80.0
希望术后病痛解除	34	68.0
希望手术细心	30	60.0
担心为恶性病变	28	56.0
希望了解手术方案	26	52.0
希望医生多关心	34	68.0
希望亲人陪护	31	62.0

续表

心理问题	人数	百分比（％）
希望护士做好出院指导	29	58.0
担心远期并发症	25	50.0
担心手术未成功	17	34.0
担心丧失工作能力	11	22.0

原作者误用"百分比"取代发生率。因为用每一种心理问题发生的人数都除以总患者人数，故每一个百分数实际都是一个强度相对数，即发生率。因此，本例中的百分比应该改为"发生率"。先给出与此问题对应的三型，再进行必要的解说。

表现型： 呈现资料的表现型见表 4 - 13。

原型和标准型： 呈现资料的原型和标准型只需将表 4 - 13 中的"百分比（％）"改换成"发生率（％）"，其他不变，避免重复，改变后的表格从略。

【问题 4 - 8】某项调查为 60 岁以上人群直立性低血压发生情况，见表 4 - 14。

表 4 - 14　60 岁以上人群各年龄组患直立性低血压的情况

年龄组 （1）	观察例数 （2）	直立性低血压发生例数 （3）	百分比（％） （4）＝（3）/154
60 ~	72	6	3.90
65 ~	50	10	6.49
70 ~	32	11	7.14
合计	154	27	17.53

　　调查者由此得出结论：从直立性低血压发生的百分比来看，60 岁年龄段比例较小，仅为 3.90%，65 岁年龄段及 70 岁以上年龄段比例较大，且相差不显著，分别为 6.49% 和 7.14%。由此可见，65 岁以上人群更易发生直立性低血压。请问：此结论是否正确？为什么？

　　从表 4–14 计算结果及得出的结论可以看出，（4）栏所谓的"百分比"是（3）栏对应数值与观察总例数的比值，这是各年龄段直立性低血压发生例数与可能发生的总例数的比值，此"比值"既具有"百分比"的特性，又具有"发生率"的特性。因为分组标志是"年龄"，暗示 27 个发病者属于三个年龄段之一是没有随机性的，而是固定的，故此比值具有"百分比"的特性；但从最后的合计行可知，154 位被观察对象中，任何一位都有可能出现"直立性低血压"，故此比值又具有"发生率"的特性。也就是说，前三行仍应叫作"百分比"，合计行应叫作发生率。那么，前三行的发生率应该怎样计算呢？应该用同一行上第（3）栏数据除以第（2）栏数据乘以 100%。

　　即使由表 4–14 计算出各年龄段直立性低血压的发生率，这三个率也没有可比性，因各年龄段上的观察例数相差较大，由此计算出的率不能很真实地反映三个年龄段上的直立性低血压的发生强度。要想使三个年龄段上获得的发生率具有可比性，应根据调查单位的实际情况，按相同比例从三个年龄段对应的子总体中随机抽取被调查对象，再计算发生率。

　　本例资料未进行任何统计学处理即得到各年龄段直立性低血压发生率有差异的结论，这种做法也是错误的。所得到的资料是样本资料，由于抽样误差的存在，得到的结果可能不准确甚至与实际情况相悖，所以应在正确的调查设计基础上，对调查所得资料进行正确计算，然后再进行相应的统计学分析。

　　先给出与此问题对应的三型，再进行必要的解说。

　　表现型：表达资料的表现型见表 4 - 14。

　　原型和标准型：表达资料的原型和标准型见表 4 - 15。

表 4 - 15　60 岁以上人群各年龄组直立性低血压发生情况

年龄组	观察例数	直立性低血压发生例数	各年龄段观察例数占总观察数的百分比（%）	各年龄段直立性低血压发生率（%）	各年龄段直立性低血压发生例数的构成比（%）
(1)	(2)	(3)	(4) ＝ (2)/154 × 100	(5) ＝ (3)/(2) × 100	(6) ＝ (3)/27 × 100
60 ~	72	6	46.75	8.3	22.2
65 ~	50	10	32.47	20.0	37.0
70 ~	32	11	20.78	34.4	40.8
合计	154	27	100.00	7.5	100.0

　　将表 4 - 14 有关内容细化后得到表 4 - 15，明确解释了各个相对数的含义，只有利用（5）栏数据，并进行相关统计分析，才能得出相应的结论。

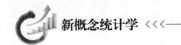

第三节　统计分析时存在的问题及破解之策

一、统计分析方法

【问题4-9】 统计学上处理基因型及等位基因型频率采用基因计数法，单个基因型和组间等位基因频率的比较采用四格表 χ^2 检验和 $R \times C$ 列联表 χ^2 检验。计量资料用 $\bar{x} \pm s$ 表示，行 χ^2 检验、方差分析。上述分析均在 SPSS 10.0 软件包上完成。

"计量资料用 $\bar{x} \pm s$ 表示，行 χ^2 检验、方差分析"这句话中有一个严重错误，因为计量资料通常无法实施" χ^2 检验"，而"方差分析"又过于笼统，未交代其具体的试验设计类型，难免有含糊其辞之嫌。

表现型： 表达论文中如何选用统计分析方法的表现型之一见"问题4-9"的表述。

原型和标准型： 一般来说， χ^2 检验的应用场合为结果变量为二值或多值名义变量（简称为定性资料）、只有一个原因变量，分析目的是比较原因变量各水平组中的频数分布是否相同，其前提条件为小于5的理论频数的个数不超过总格子数的 $1/5$；而方差分析通常用于某种特定试验设计（如随机区组设计、三因素析因设计）下的定量资料，分析目的是考察某因素或交互作用项不同水平下定量指标平均值之间的差别是否具有统计学意义。

【问题 4 – 10】 32 只 SD 大鼠按随机数字表随机分为 4 组，每组 8 只。A 组为正常大鼠对照组，B 组为正常大鼠丹参组，C 组为肝纤维化模型对照组，D 组为肝纤维化大鼠丹参组。观测指标为 P – ERK 和 P – JNK 蛋白表达水平（定量观测指标）。统计学处理结果以 $\bar{x} \pm s$ 表示，采用单因素方差分析（one – way ANOVA）。

原文作者明确写出用了"单因素方差分析"，但用此方法处理此文中的试验资料是不恰当的。因为由文中的动物分组可知，表面上"组别"之下有 A、B、C、D 四个组，似乎是"单因素四水平设计"。仔细分析一下则不难发现，不造模也不用丹参就是 A 组、不造模仅用丹参就是 B 组、造模但不用丹参就是 C 组、既造模又用丹参就是 D 组。显然，本试验涉及两个因素：一个因素为"是否使大鼠成为肝纤维化模型的大鼠（简称'是否造模'）"，另一个因素为"是否给大鼠用丹参（简称'是否用丹参'）"。

表现型： 见"问题 4 – 10"的表述。

原型和标准型： 这个试验安排所对应的试验设计类型叫作两因素析因设计（也称为 2 × 2 析因设计，若两个因素对结果的影响无主次之分）或两因素嵌套设计（若两个因素对结果的影响有主次之分）。若文中的定量资料满足参数检验的前提条件（独立性、正态性和方差齐性），应选用两因素析因设计或嵌套设计定量资料一元或多元方差分析，否则，应寻找合适的变量变换方法使其定量资料满足此参数检验法所要求的前提条件。

【问题 4 – 11】 现在发表的生物医学论文中，关于统计学方法部分更一般的表达形式有：①运用 SAS（或 SPSS）软件进行统计分析；②用 t 检验和方差分析处理定量资料；③用 χ^2 检验处理定性资料；④用相关和回归分析研究变量之间的关系；⑤用 logistic 回归分析研究各因素对结果的影响。虽然在不同的杂志中，关于统计学方法部分的写法不尽相同，有少有多，但其本质就是上述五种情况中的部分组合。但这些写法不仅过于简单和笼统，而且有些含糊其辞、概念不清，给人的感觉是原作者想"蒙混过关"。

其实，从①的写法只能得知原作者采用了什么统计分析软件处理数据，它没有交代清楚软件的版本和序列号，更没有交代文中的资料究竟采用了哪些统计分析方法进行处理。

从②的写法只能得知原作者处理定量资料用了两类参数检验方法，即 t 检验和方差分析，至于这些统计分析方法选用得是否正确则不得而知，因为通常情况下，比较各平均值之间的差别是否具有统计学意义，可能会用到的 t 检验有 3 种、方差分析有 10 种之多，它们之间的区别体现在定量资料所对应的"试验设计类型"上。讲 t 检验时，应注明是单组设计定量资料的 t 检验、配对设计定量资料的 t 检验，还是成组设计定量资料的 t 检验；讲方差分析时，应注明是单因素多水平设计定量资料的方差分析、随机区组设计定量资料的方差分析、拉丁方设计定量资料的方差分析、交叉设计定量资料的方差分析、x 因素析因设计定量资料的方差分析，还是具有 x 个重复测量的 y 因素设计定量资料的方差分析等。况且，t 检验和方差分析都属于参数检验方法，定量资料是否满足参数检验的前提条件也需要考察。若不满足参数检验的前提条件，即使试验设计类型与所选用的统计分析方法碰巧吻合了，计算结果也是错误的，此时应该选用相应设计定量资料的非参数检验方法，找不到相应的非参数检验方法时，还应设法寻找合适的变量变换方法。

从③的写法只能得知原作者处理定性资料一律采用了 χ^2 检验，这是很危险的信号！只有少数列联表资料，在特定的分析目的和资料具备特定的前提条件时，才可以运用 χ^2 检验处理定性资料，不应将 χ^2 检验视为处理定性资料的万能工具。定性资料通常可以编制成 11 种形式的列联表，应针对不同形式的列联表、统计分析目的和资料实际满足的前提条件，选用相应的统计分析方法，不可随意盲目乱套！

从④的写法只能得知原作者用了相关与回归分析方法，至于是简单线性相关分析、偏相关分析还是复相关分析，是简单线性相关分析中的 Pearson 线性相关分析还是 Spearmen 秩相关分析，是简单线性回归分析、多重线性回归分析还是多重 logistic 回归分析或更一般的多重非线性回归分析等，都一概不知。也就是说，没有把具体的统计分析方法交代清楚。

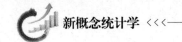

从⑤的写法只能得知原作者运用了 logistic 回归分析，至于其因变量是什么，则一概不知。

正确写法举例：运用成组设计一元定量资料的 t 检验处理表 A 资料（经检验，定量资料满足参数检验的前提条件），运用三因素析因设计一元定量资料方差分析处理表 B 资料（经检验，定量资料满足参数检验的前提条件），运用单因素三水平设计一元定量资料的 Kruskal – Wallis 秩和检验处理表 C 资料（经检验，定量资料不满足参数检验的前提条件），运用多重 logistic 回归分析研究多个自变量对治疗成功与否（即结果变量为二值变量的多因素依赖关系的研究问题）的影响。（这里所说的表 A ~ 表 C 是假设的，实际使用时应与文中的表号一一对应。）

二、统计分析结果

（一）单变量统计分析结果的表达

【问题 4 – 12】某研究者随机抽样并测得 13 例慢性气管炎患者的乙酰胆碱酯酶（U）分别为：1.50，2.19，2.32，2.41，2.11，2.54，2.20，2.36，1.42，2.17，1.84，1.96，2.39。请分析这组资料，并表达统计分析结果。

这是一个单组设计一元定量资料，统计分析的目的是要回答这组定量资料的分布情况、平均水平、离散程度、正常值范围（即容许区间）和置信区间。

表现型：经计算，得慢性气管炎患者的乙酰胆碱酯酶为 2.11 ± 0.34 （U）。

原型和标准型： 13 例慢性气管炎患者的乙酰胆碱酯酶的测定结果近似服从正态分布（$W = 0.8957$、$P = 0.1166$），其算术平均值和标准差为 2.11 ± 0.34 （U），其变异系数为 16.32%，其 95% 的容许区间为 （1.33, 2.87） （U），其总体均数的 95% 置信区间为 [1.90, 2.32] （U）。

（二）平均值比较结果的表达

1. 单组设计一元定量资料平均值比较结果的表达

【问题 4 – 13】已知正常人乙酰胆碱酯酶的平均值为 1.44U，现测得 13 例慢性气管炎患者的乙酰胆碱酯酶（U）分别为：1.50, 2.19, 2.32, 2.41, 2.11, 2.54, 2.20, 2.36, 1.42, 2.17, 1.84, 1.96, 2.39。请问：慢性气管炎患者与正常人的乙酰胆碱酯酶的差别有无统计学意义？

这是一个单组设计一元定量资料，统计分析的目的是要回答：平均说来，慢性气管炎患者的乙酰胆碱酯酶的含量与正常值 1.44U 之间的差别是否具有统计学意义。

表现型： 经计算，慢性气管炎患者与正常人的乙酰胆碱酯酶平均值之间的差别有统计学意义（$P < 0.05$）。

原型和标准型： 13 例慢性气管炎患者的乙酰胆碱酯酶的测定结果近似服从正态分布（$W = 0.8957$、$P = 0.1166$），其算术平均值和标准差为 2.11 ± 0.34 （U），经单组设计一元定量资料的 t 检验，得 $t = 7.003$、$df = $

117

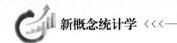

12、P < 0.0001。因平均值（2.11）> 标准值（1.44），说明慢性气管炎患者的乙酰胆碱酯酶含量高于正常人乙酰胆碱酯酶含量。

说明：若正态性检验得到 P < 0.05 的结果，应采用单组设计定量资料的符号秩和检验。结果表达中应给出符号秩和检验统计量 S 的值及具体的 P 值。

2. 配对设计定量资料平均值比较结果的表达

【问题 4 – 14】某医院用中药治疗 9 例再生障碍性贫血患者，现将血红蛋白（g/L）变化的数据列在下面，请问：治疗前后血红蛋白的差别是否具有统计学意义？

患 者 编 号 1 2 3 4 5 6 7 8 9
治疗前血红蛋白 68 65 55 75 50 70 76 65 72
治疗后血红蛋白 128 82 80 112 125 110 85 80 105

这是一个自身配对设计定量资料，统计分析的目的是要回答治疗是否改变再生障碍性贫血患者血红蛋白含量。

表现型：经计算，再生障碍性贫血患者治疗前后血红蛋白平均值之间的差别有统计学意义（P < 0.05）。

原型和标准型：治疗前后血红蛋白含量的差量近似服从正态分布（W = 0.9323、P = 0.4972），治疗后与治疗前血红蛋白差量的平均值和标准差为 34.56 ± 21.67，经配对设计一元定量资料的 t 检验，得 t = 4.784、df = 8、P = 0.0014。因平均值 34.56 > 0，说明再生障碍性贫血患者经此种中药治疗后，血红蛋白含量有所增加。

说明：同源配对设计和条件相近者配对设计一元定

118

量资料统计分析结果表达与此例类似，从略。若正态性检验得到 $P < 0.05$ 的结果，应采用配对设计定量资料的符号秩和检验，结果表达中应给出符号秩和检验统计量 S 的值及具体的 P 值。

3. 成组设计一元定量资料平均值比较结果的表达

【问题4-15】今测得 12 名正常人和 15 名病毒性肝炎患者血清转铁蛋白（mg/dL）的含量，结果如下：

正常人　265.4　271.5　284.6　291.3　254.8　275.9　281.7　268.6　264.1　273.2　270.8　260.5

病毒性肝炎患者　235.9　215.4　251.8　224.7　228.3　231.1　253.0　218.8　233.8　230.9　240.7　221.7　256.9　260.7　224.4

请问：病毒性肝炎患者和健康人的转铁蛋白之间的差别是否有统计学意义？

表现型：经计算，得病毒性肝炎患者与正常人血清转铁蛋白的含量之间的差别有统计学意义（$P < 0.05$）。

原型和标准型：这是一个成组设计一元定量资料。正常人血清转铁蛋白含量近似服从正态分布（$W = 0.9864$、$P = 0.9889$），平均值和标准差为 271.87 ± 10.40；病毒性肝炎患者血清转铁蛋白含量近似服从正态分布（$W = 0.9287$、$P = 0.2578$），平均值和标准差为 235.21 ± 14.39。又因两组定量资料满足方差齐性要求（$F = 1.92$、$P = 0.2837$），经成组设计一元定量资料的 t 检验，得 $t = 7.402$、$df = 25$、$P < 0.0001$，说明患病毒性肝炎后血清转铁蛋白含量会低于正常人。

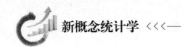

4. 单因素多水平设计定量资料平均值比较结果的表达

【问题 4 – 16】 某医院妇产科比较了几种卵巢功能异常患者血清中促黄体素的平均水平（U/L），测定结果如下：

卵巢发育不良　42.50　38.31　35.76　33.60
31.38

丘脑性闭经　6.71　3.32　4.59　1.67　10.51
2.96　11.82　3.86　8.26　2.63　2.20

垂体性闭经　4.50　2.75　11.14　5.98　1.90
5.43　11.05　22.03

请问：三组受试者血清中促黄体素的平均水平之间的差别是否有统计学意义？

表现型： 经计算，得三种卵巢功能异常患者血清中促黄体素的水平之间的差别有统计学意义（P＜0.05）。

原型和标准型： 这是一个单因素三水平设计一元定量资料。因三组定量资料均近似服从正态分布（$W = 0.9790$、$P = 0.9160$，$W = 0.8767$、$P = 0.0924$，$W = 0.8441$、$P = 0.0849$），且满足方差齐性要求（Levene's法，$F = 1.188$、$P = 0.3244$），采用单因素三水平设计一元定量资料的方差分析，得 $F = 74.64$、$df_1 = 2$、$df_2 = 21$、$P < 0.0001$。又因三组定量资料的平均值与标准差分别为 36.31 ± 4.31、5.32 ± 3.50、8.10 ± 6.59，进一步采用 q 检验对三个平均值进行两两比较，第一组与后两组平均值之间的差别具有统计学意义（$P < 0.05$），而

后两组平均值之间的差别无统计学意义，说明卵巢发育不良患者血清中促黄体素的水平较高，而丘脑性闭经和垂体性闭经患者血清中促黄体素的水平均较低。

（三）平均秩比较结果的表达

1. 成组设计一元定量资料平均秩比较结果的表达

【问题 4 - 17】原发 12 例、复发 27 例的肾移植后 BK 病毒感染者的 BK 病毒 HAI 抗体最高滴度的倒数分别如下：

原发型（12 例）：1 例 320，3 例 640，3 例 1280，1 例 2560，1 例 5120，2 例 1024，1 例 20480。

复发型（27 例）：6 例 320，8 例 640，8 例 1280，2 例 2560，3 例 5120。

请问：不同类型患者的 BK 病毒 HAI 抗体最高滴度的倒数之间的差别是否具有统计学意义？

表现型：经计算，得两种不同类型患者的 BK 病毒 HAI 抗体最高滴度的倒数之间的差别有统计学意义（$P < 0.05$）。

原型和标准型：这是一个成组设计一元定量资料。因各组定量数据成倍变化，需要先取对数，再检查定量资料是否满足参数检验的前提条件。取自然对数后，复发组定量资料不服从正态分布（$W = 0.8849$、$P = 0.0058$），故对两组定量数据直接采用秩和检验，得：较小样本含量组的秩和 $S = 294.5$，算得的秩和检验统计量 $H_c = 2.900$，它近似服从自由度为 1 的 χ^2 分布，得 $P = 0.0886$。尽管复发组 BK 病毒 HAI 抗体最高滴度的倒数的平均秩 17.98 低于原发组该指标的平均秩 24.54，但可以认为原发组与复发组 BK 病毒 HAI 抗体最高滴度的倒数接近相等。

2. 单因素多水平设计定量资料平均秩比较结果的表达

【问题 4 – 18】 若要求严格，假定按 $\alpha = 0.2$ 来检验定量资料是否满足正态分布要求，则对于"问题 4 – 16"资料而言，后两组数据都不服从正态分布，请改用秩和检验处理此定量资料。

表现型： 经计算，三组患者血清中促黄体素水平的平均秩之间的差别有统计学意义（$P < 0.05$）。

原型和标准型： 采用 Kruskal – Wallis 秩和检验，得 $H_C = 11.92$、$P = 0.0026$，说明三组患者血清中促黄体素水平的平均秩不同或不完全相同。因三组患者血清中促黄体素水平的平均秩分别为 22.0、9.0 和 11.4，仍采用 Kruskal – Wallis 秩和检验，得第一组与第二组之间比较结果为 $H_C = 9.72$、$P = 0.0018 < \alpha' = [0.05/(2 \times 3)] = 0.0083$，第一组与第三组之间比较结果为 $H_C = 8.57$、$P = 0.0034 < \alpha' = [0.05/(2 \times 3)] = 0.0083$，而第二组与第三组之间比较结果为 $H_C = 0.825$、$P = 0.3637 > \alpha' = [0.05/(2 \times 3)] = 0.0083$。由此可见，卵巢发育不良患者血清中促黄体素的水平较高，而丘脑性闭经和垂体性闭经患者血清中促黄体素的水平较低。

3. 结果变量为多值有序变量的二维列联表资料平均秩比较结果的表达

【问题 4-19】某临床医生收集到一组资料如表 4-16 所示，试分析各年龄组患者疗效之间的差别是否具有统计学意义。

表 4-16　地方性甲状腺肿患者各年龄组疗效的观察结果

年龄（岁）	患者例数				
	疗效：治愈	显效	好转	无效	合计
11 ~	35	1	1	3	40
20 ~	32	8	9	2	51
30 ~	17	13	12	2	44
40 ~	15	10	8	2	35
50 ~	10	11	23	5	49
合计	109	43	53	14	219

表现型：经计算，不同年龄组疗效之间的差别有统计学意义（$P < 0.05$）。

原型和标准型：这是一个双向有序且属性不同的二维列联表资料，为了分析各年龄组患者疗效之间的差别是否具有统计学意义，选用了秩和检验。$H_c = 40.28$、$df = 4$、$P < 0.0001$，说明 5 个年龄组患者的疗效是不相同的，且年龄小的患者疗效相对较好。具体地说，第一个年龄组与后三个年龄组之间的差别都有统计学意义，而第二个年龄组仅与最后一个年龄组之间的差别有统计

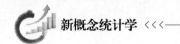

学意义。两两比较时，以校正的显著性水平 $\alpha' = [0.05/(2 \times 10)] = 0.0025$ 来判断。

（四）样本频率比较结果的表达

【问题 4 – 20】某临床医生发现某病患者分别处在溶栓与未溶栓状态下出现心功能不全的人数相差较多，于是，收集到一组资料如表 4 – 17 所示，试分析此资料。

表 4 – 17　处在溶栓与未溶栓状态下的某病患者是否出现心功能不全的观测结果

是否出现溶栓	例数	
	是否出现心功能不全：心功能不全	未出现心功能不全
出现溶栓	75	141
未出现溶栓	162	194

这是一个四格表资料，统计分析的目的是回答出现溶栓的患者与未出现溶栓的患者心功能不全的发生率之间的差别是否具有统计学意义。

表现型：经计算，溶栓与心功能不全之间的联系有统计学意义（$P < 0.05$）。

原型和标准型：由于资料符合用一般 χ^2 检验的前提条件，$\chi^2 = 6.422$、$P = 0.0111$，说明出现溶栓的患者与未出现溶栓的患者心功能不全的发生率之间的差别具有统计学意义；又由于出现溶栓的患者心功能不全的发生率为 34.72%（75/216），而未出现溶栓的患者心功能不全的发生率为 45.51%（162/356），说明若该病患者未出现溶栓比出现溶栓的心功能不全发生率要高一些。

（五）各组患者人数分布规律的表达

【问题 4 - 21】沿用"问题 4 - 19"资料，请分析 5 个年龄组不同疗效等级上的人数分布规律是否相同。

表现型：经计算，不同年龄组患者在各疗效上的频数分布规律不同（$P < 0.05$）。

原型和标准型：这是一个双向有序且属性不同的二维列联表资料，为了分析各年龄组不同疗效等级上的人数分布规律是否相同，选用了一般 χ^2 检验（也可选用 Fisher 的精确检验），得 $\chi^2 = 54.59$、$df = 12$、$P < 0.0001$，说明 5 个年龄组人数分布规律是不同的，具体地说，年龄小的患者在治愈和显效两档上分布的人数较多，而年龄较大的患者在显效和好转两档上分布的人数较多。

（六）指标之间相互关系的表达

1. 两定性变量之间的相关关系的表达

【问题 4 - 22】沿用"问题 4 - 19"资料，请分析患者的年龄与疗效之间是否呈现相关关系。

表现型：经计算，年龄与疗效之间的相关性具有统计学意义（$P < 0.05$）。

原型和标准型：这是一个双向有序且属性不同的二维列联表资料，为了分析患者的年龄与疗效之间是否呈现相关关系，选用了 Spearman 秩相关分析，得 $r_s = -0.4156$、$P < 0.0001$，说明疗效与年龄负相关，即随着患者年龄增大，疗效逐渐变差。

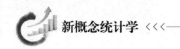

2. 两个定量变量之间的相关关系的表达

【问题 4 – 23】给 10 只中年大鼠注射内毒素（30mg/kg）后，测得每只大鼠的红细胞含量 X（×10^{10}/L）与血红蛋白含量 Y（g/L）分别如下，请问：X、Y 两个定量变量之间是否存在相关关系？

鼠号	1	2	3	4	5	6	7	8	9	10
X	654	786	667	605	761	642	652	706	602	539
Y	130	168	143	130	158	129	151	153	149	109

表现型：经计算，大鼠的红细胞含量与血红蛋白含量之间存在相关关系（$P < 0.05$）。

原型和标准型：由专业知识可知，可以研究这两个定量变量之间的相关关系。先绘制出反映两个定量变量之间同时变化的散布图（此处从略），由散布图可知两个定量变量之间呈现较好的线性变化趋势，故选用了 Pearson 相关分析，得 $r = 0.8489$、$P = 0.0019$，说明这两个定量变量之间存在相关关系。又由于 $r^2 = 0.7206 > 0.5$，说明这两个定量变量之间的线性关系相当密切，具有一定的指导意义。

（七）指标之间依赖关系的表达

【问题 4 – 24】沿用"问题 4 – 23"的资料，请问：两个定量变量之间是否存在依赖关系？

表现型：经计算，大鼠的红细胞含量与血红蛋白含量之间存在依赖关系（$P < 0.05$）。

原型和标准型：同上所述，两个定量变量之间呈现较好的线性变化趋势，故选用了简单线性回归分析。过直角坐标系原点的一条直线回归方程为 $\hat{Y} = 0.21452X$，对斜率与 0 之间差别的检验结果为 $t = 48.634$、$df = 8$、$P < 0.0001$，说明求得的这条直线回归方程具有统计学意义，没有发现异常点，各点上残差平方和为 1.165，其结果的精确度比较令人满意，二者存在良好的线性依赖关系。

（胡良平）

第五章
用统计思维与三型理论解读
分析方法选择问题

第一节　统计分析方法的分类
及选择要领

一、统计分析方法分类

统计分析方法很多，少则几十种，多则几百种，甚至成千上万种。从形式上来划分，统计分析方法不外乎有三大类，即统计表达与描述方法、区间估计方法和假设检验方法；从内容上来划分，统计分析方法也不外乎有三大类，即对总体参数的估计和推断、对总体分布的描述和推断、对总体中变量之间相互和依赖关系的描述和推断。

统计分析方法是统计学中的一个重要内容，它是有了要解决的实际问题和与之对应的值得进行统计分析的为高质量实现事先确定的研究目的、对应研究设计方案科学完善、研究实施过程中质量控制十分严格所得的资

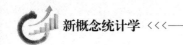

料（包括一般信息、全部可能的原因变量及其取值、全部可能的结果变量及其取值）之后，需要采取的一种最合理的针对研究目的、基于现有资料、并由样本推论总体规律性的技术方法。

具体地说，统计分析方法可大致分为以下五大类：第一类，差异性分析方法，正态性检验、方差齐性检验、一致性检验、非劣效性检验、等效性检验、优效性检验等统计分析方法在本质上都属于差异性检验；第二类，相关分析方法；第三类，回归分析方法；第四类，差异性和相关与回归分析交织在一起的分析方法，即所谓的多元统计分析；第五类，广义综合评价。

二、选择统计分析方法的要领

有人认为，定性资料选用 χ^2 检验与秩和检验，定量资料选用 t 检验、方差分析、秩和检验、T^2 检验、Wilks′λ 检验，相关分析选用 Pearson 相关分析，直线回归分析一律选用基于最小平方法原理推导出来的公式计算截距和斜率。其实，要根据资料所具备的前提条件分别选用各种统计分析方法，而不应如前述般机械地选用统计分析方法。也就是说，要根据分析目的（差异性分析、相关分析、回归分析、多元统计分析）、设计类型或列联表类型、资料性质（特别是作为结果变量的资料性质，是定量的还是定性的）及资料所具备的前提条件、拟选用的统计分析方法所要求的前提条件等，综合考虑之后，从众多统计分析方法中选择最合适的统计分析方法。

（一）定量资料统计分析方法的选择及常见错误

合理选择定量资料统计分析方法的关键在于两点：其一，检查资料是否满足参数检验的前提条件；其二，准确判定定量资料所来自的实验设计类型。

通常的参数检验方法有：以正态分布作为假设检验的理论依据的 Z 检验或称 U 检验、以 t 分布作为假设检验的理论依据的 t 检验、以 F 分布作为假设检验的理论依据的 F 检验。通常的非参数检验方法有：符号秩检验、秩和检验。

参数检验要求定量资料应满足的前提条件有：独立性、正态性和方差齐性。

实验设计类型粗分为单因素设计和多因素设计，详细划分约有十几种，如单组设计、配对设计、成组设计、单因素多水平设计、随机区组设计、析因设计、正交设计等。为方便选用，与各种实验设计类型对应的参数检验和非参数检验方法列在表 5–1 中。

表 5–1　设计类型与定量资料统计分析方法的匹配

设计名称	是否满足前提条件及假设检验方法的选定	
	满足	不满足
单组设计	单组设计 t 检验	符号检验或符号秩检验
配对设计	配对设计 t 检验	符号检验或符号秩检验
成组设计	成组设计 t 检验	秩和检验
单因素 K 水平设计	单 K 设计 ANOVA	Kruskal – Wallis 秩和检验

续表

设计名称	是否满足前提条件及假设检验方法的选定	
	满足	不满足
配伍组设计	配伍组设计 ANOVA	Friedman 秩和检验
其他各种设计	相应设计的 ANOVA	非参数法较少，找变换法

选择统计分析方法处理定量资料时常见的错误有：误将定量资料当作定性资料而误用 χ^2 检验，定量资料不满足参数检验的前提条件而盲目套用参数检验方法，不考虑实验设计类型而盲目套用统计分析方法（如成组设计定量资料却误用配对设计定量资料的 t 检验处理，单因素多水平设计定量资料却误用成组设计定量资料的 t 检验处理，各种复杂的多因素设计定量资料却误用成组设计定量资料的 t 检验或单因素多水平设计定量资料的方差分析处理）。

（二）定性资料统计分析方法的选择及常见错误

合理选择定性资料统计分析方法的关键在于两点：其一，检查资料是否具备特定统计分析方法所要求的前提条件；其二，给定性资料所对应的列联表正确命名，因为各种列联表资料有相应的统计分析方法。列联表中仅含两个定性变量时被称为二维列联表，常分为 2×2 列联表和 R×C 列联表；列联表中所含定性变量的个数大于等于 3 时被称为高维列联表。二维列联表中的每一种都可细分为 4 类，高维列联表可分为 3 类，与各类列联表资料对应的统计分析方法和所需要的前提条件列在

表 5 - 2 中，供实际使用时参考。

表 5 - 2　列联表类型与相应的定性资料统计分析方法

列联表类型	可选用的统计分析方法
二维列联表	
	Fisher 的精确检验（通用）
一般四格表	校正的 χ^2 检验（$N > 40$，$1 < T \leqslant 5$）、一般 χ^2 检验（$N > 40$，$T > 5$）
队列研究四格表	先视为一般四格表，当 $P < 0.05$ 时，计算 RR 并用 MHχ^2 检验
病例 - 对照研究四格表	先视为一般四格表，当 $P < 0.05$ 时，计算 OR 并用 MHχ^2 检验
配对设计四格表	有金标准或隐含金标准时，可用配对设计 McNemar χ^2 检验
双向无序 R × C 表	当小于 5 的理论频数的个数未超过总格子数的 1/5 时，用一般 χ^2 检验；否则，用 Fisher 的精确检验
单向有序 R × C 表	应强调：结果变量是有序的。可用秩和检验或 Ridit 分析或有序变量的 Logistic 回归分析
双向有序且属性不同 R × C 表	目的一：关心实验分组之间的差别，按单向有序的 R × C 列联表处理。
	目的二：是否有相关性，用 Spearman 秩相关分析或典型相关分析。
	目的三：是否呈线性变化，用线性趋势检验。
	目的四：表中各行上频数分布是否相同，用 χ^2 检验或 Fisher 精确检验。
双向有序且属性相同 R × C 表	一致性检验（即 Kappa 检验）或采用特殊模型分析。
高维列联表（关键看结果变量的类型）	
二值变量	加权 χ^2 检验（限三维）、Logistic 回归分析、对数线性模型
多值有序	有序变量的 Logistic 回归分析
多值无序	扩展的 Logistic 回归分析（多项 Logit 模型）、对数线性模型

选择统计分析方法处理定性资料时常见的错误有：误将定性资料当作定量资料而误用 t 检验，把 χ^2 检验当作处理定性资料的"万能工具"，将复杂的定性资料（高维列联表资料）简单拆分或合并（在统计学上叫作压缩）成简单的列联表（二维列联表）后再处理，误对有序的原因变量进行打分，采用秩和检验处理，忽视定性资料是否具备特定统计分析方法所要求的前提条件而盲目套用统计分析方法，所采取的统计分析方法与拟达到的统计分析目的不吻合等。

（三）简单线性相关与回归分析实施步骤及常见错误

简单回归分析的关键在于专业知识、绘制和分析散布图。还应特别强调的是，资料必须来自同质的总体，也就是说，若专业上有理由认为某些变量之间有联系且受试对象所在的总体具有同质性，希望通过实验数据和统计学处理来揭示变量之间的联系是否具有统计学意义时，才可以考虑进行相关或回归分析。而在具体计算之前，还应将变量之间变化的数量关系用散布图呈现出来，以便直观判断两变量之间是呈直线变化趋势还是呈曲线变化趋势，或者两变量之间根本就没有什么关系。

进行简单线性相关与回归分析时常犯的错误有：在缺乏专业知识依据的前提下，盲目研究变量之间的相互关系或依赖关系；不绘制反映两变量之间变化趋势的散布图就直接进行统计计算，仅凭"$P < 0.05$ 或 $P < 0.01$"就作出两变量之间存在线性关系的肯定结论。最为严重的错误是将正常人与处于不同时期或阶段的某病患者的

某些定量观测指标放在一起进行简单线性相关和回归分析。

（四）多元统计分析方法概述

严格地说，多元统计分析是指同时分析的结果变量的数目大于等于两个的统计分析方法，但通常人们把同时分析的原因变量的数目大于等于两个的各种统计分析方法也包括在内。

当同时考察的定量结果变量的个数大于等于两个，原因变量仅有定性变量时，多元统计分析常称为多元方差分析；若原因变量中还含有定量影响因素时，其对应的多元统计分析方法称为多元协方差分析。

研究一个因变量随多个自变量变化的依赖关系的方法，通常称为一元多重回归分析，简称多重回归分析；研究多个因变量同时随多个自变量变化的依赖关系的方法，通常称为多元多重回归分析，简称多元回归分析。

研究多个变量之间的相互关系，可能用到的多元统计分析方法有多元相关分析、典型相关分析（研究两组定量变量之间的相关关系）、主成分分析、因子分析、对应分析和聚类分析等。

当结果变量为生存时间，且生存时间资料中包含不完全信息数据时，通常属于生存分析的范畴。若自变量个数大于等于两个，常用 Cox 模型或参数模型分析生存资料。

1. 多重回归分析方法的合理选择

合理进行多重回归分析的关键在于专业知识、因变

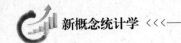

量的类型。多重回归分析方法的合理选用方法见表 5 - 3。

表 5 - 3   多重回归分析方法的合理选用

因变量的类型	可选用回归分析的类型
非时间连续变量	多重线性回归分析、反应面回归分析
二值变量	多重 Logistic 回归分析
多值有序变量	有序变量的多重 Logistic 回归分析
多值名义变量	扩展的多重 Logistic 回归分析
生存时间变量	Cox 回归分析或参数回归分析
时变协变量	时间序列分析

2. 其他多元统计分析方法的合理选择

前面提到的多重回归分析等方法都属于多元统计分析的范畴（注：更确切的名称为多因素统计分析），下面再将其他多元统计分析方法（设结果变量皆为定量的）的合理选择问题作一扼要总结，见表 5 - 4。

表 5 - 4   其他多元统计分析方法的合理选择

资料的条件	可选用的多元统计分析方法
原因变量全是定性的	多元方差分析、定性资料、判别分析等
原因变量有定性与定量两类	多元协方差分析、多元多重回归分析等
无原因变量	主成分分析、因子分析、对应分析、聚类分析等

第二节　选择统计分析方法的样例

【问题 5 – 1】某试验对一种碘化钠显影塑化剂在离体牙中的显影效果进行评估。

材料和方法：选择根尖孔自然封闭的离体牙 65 颗，其中上颌牙 24 颗，下颌牙 41 颗。以 25 号根管锉是否能进入根管的根尖 1/3 为标准，将 65 颗牙分为粗根管、细根管两组。按临床常规操作，用显影塑化剂做离体牙的塑化治疗，塑化后拍摄 X 线片。一周后，在体视镜下观察显影塑化剂在根管内的充盈状态，用测微尺测量显影塑化剂距根尖的距离。X 线片评价指标从略。

原作者所用的统计学方法为 χ^2 检验，得到以下结果：①显影塑化剂塑化后的离体牙显影效果的 X 线片评价见表 5 – 5（还有类似的一张表从略）。由此表可知，总的显影对比度优良率为 86.11%。经 χ^2 检验（α = 0.05），无论粗细根管还是上下颌牙之间均无显著性差异。②在离体牙中显影塑化剂的 X 线评价与体视镜评价的比较（资料从略）。得出结论：显影塑化剂的显影深度可真实反映其在根管内充盈的实际深度。

试辨析原作者在分析定性资料方面所犯的错误。请修改此统计表。

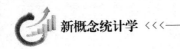

表 5-5 粗根管离体牙塑化后显影效果的 X 线片评价（表现型）

牙位	A 级 I	II	III	B 级 I	II	III	C 级 I	II	III	D 级 III	总计	显影深度优良率（%）	显影对比度优良率（%）
上颌牙	6	0	4	8	1	1	2	1	0	0	23	78.26	100.00
下颌牙	9	5	0	11	1	0	1	0	0	1	28	96.43	96.43
总计	24			22			4			1	51	88.24	98.04

表 5-5 显得很复杂零乱，某些项目不清楚。根据其内容进行修改，使之显得条理清楚、中心突出，并选择合适的统计分析方法处理资料。

表现型：呈现资料的表现型见表 5-5。

原型：呈现资料的原型见表 5-6。

表 5-6 根管、牙位与显影深度的关系（原型）

根管	牙位	牙数 显影深度：A 级	B 级	C 级	D 级	合计	显影深度优良率（%）
粗根管	上颌牙	10	10	3	0	23	100.00
	下颌牙	14	12	1	1	28	96.43
细根管	上颌牙	3	11	5	0	19	100.00
	下颌牙	8	24	2	4	38	89.47
	合计	35	57	11	5	108	95.37

标准型：呈现资料的标准型分别见表 5-7 和表 5-8。

表 5-7　根管、牙位与显影深度的关系（标准型之一）

根管	牙位	牙数				
		显影深度：A 级	B 级	C 级	D 级	合计
粗根管	上颌牙	10	10	3	0	23
	下颌牙	14	12	1	1	28
细根管	上颌牙	3	11	5	0	19
	下颌牙	8	24	2	4	38
	合计	35	57	11	5	108

表 5-8　根管、牙位与显影深度的关系（标准型之二）

根管	牙位	牙数		
		显影深度优劣：优良	非优良	合计
粗根管	上颌牙	23	0	23
	下颌牙	27	1	28
细根管	上颌牙	19	0	19
	下颌牙	34	4	38
	合计	103	5	108

　　基于表 5-7，如何选择合适的统计分析方法呢？首先，应给表 5-7 一个标准的专业名称，叫作"结果变量为多值有序变量的三维列联表"。其次，应提出分析目的：第一，差异性分析，即考察粗根管与细根管平均显影深度级别之间的差别是否具有统计学意义，或上颌牙与下颌牙平均显影深度级别之间的差别是否具有统计

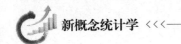

学意义；第二，回归分析，即考察显影深度如何随根管粗细、牙位的变化而变化的依赖关系。

实现前述第一个分析目的可以选择 CMH 校正的秩和检验，此法可以按其中一个（或多个）因素进行分层，考察剩下的唯一一个因素的不同水平在有序结果变量上的平均秩之间的差别是否具有统计学意义。

实现前述第二个分析目的可以选择结果变量为多值有序变量的多重 logistic 回归分析，此法可以揭示一个有序的结果变量是如何随多个自变量（含交互作用项）变化而变化的依赖关系。

【问题 5-2】某矿工医院探讨不同期次矽肺患者的胸部平片密度变化，将 492 例患者资料整理成表 5-9。试选择合适的统计分析方法处理此资料。

表 5-9　矽肺期次与肺门密度级别的关系

矽肺期次	例数			
肺门密度：	I	II	III	合计
I	43	188	14	245
II	1	96	72	169
III	6	17	55	78
合计	50	301	141	492

这个问题比较简单，表达资料方面没有不妥之处，表 5-9 是呈现资料的表现型，同时，也是原型和标准型。在我国早年出版的卫生统计学教科书上，采用一般

χ^2 检验来回答矽肺期次与肺门密度之间是否存在相关关系，当得到的 P 值 <0.05 时，得出的结论是矽肺期次与肺门密度级别之间存在相关关系。这是非常错误的！导致错误出现的原因如下：假定矽肺期次与肺门密度之间互相独立，当得到的 P 值 <0.05 时，说明可以拒绝独立性，但其备择假设并不是二者之间具有相关性，而应该是各行上的频数分布规律不同。原作者犯错误的根源在于所选用的统计分析方法与拟实现的分析目的不是对应的。

本例属于原因变量和结果变量均是多值有序变量但属性不同的单因素多水平设计定性资料，因此从列联表分类上来看属于"双向有序且属性不同的 R×C 表"。对于这种类型的列联表资料，要根据不同研究目的选择相应的统计分析方法。

目的一：如果要考察不同期次的矽肺患者在三种肺门密度级别上的频数构成是否相同，可以采用χ^2 检验或 Fisher 的精确检验。当得到的 P 值 <0.05 时，得出的结论是不同期次的矽肺患者在三种肺门密度级别上的频数构成不同，而不能得出两有序变量之间有相关性的结论。

目的二：如果要比较不同期次的矽肺患者在平均肺门密度级别（即平均秩）上的差别是否相同，可以采用秩和检验。

目的三：如果要研究矽肺期次与肺门密度级别两个有序变量之间是否有相关性，可以采用 Spearman 秩相关

分析来处理，当得到的 P 值 < 0.05 且 $|r_s| > 0.5$ 时，得出的结论是两个有序变量之间存在相关关系。

目的四：当两有序变量之间存在相关关系时，如果要检验矽肺期次与肺门密度级别两个有序变量之间是否呈线性变化趋势，可以用线性趋势检验。原先用 χ^2 分割方法（即总 χ^2 值可被分解为线性部分与非线性部分，但有时非线性部分的 χ^2 值为负值），后来有学者将此种列联表资料视为"服从双变量正态分布的二维定量资料"，采用大样本直线回归分析，用检验整个直线回归方程是否有统计学意义的方差分析来评价线性趋势是否成立，但这似乎不满足进行此种统计分析所需要的前提条件。建议对此类资料以不进行线性趋势检验为宜。

【问题 5-3】 某文中记录了 50 个申请警察局职位的白人男性的体检数据，指标包括：①身高（X_1，cm）；②体重（X_2，kg）；③肩宽（X_3，cm）；④骨盆宽（X_4，cm）；⑤最小胸围（X_5，cm）；⑥大腿皮褶厚度（X_6，mm）；⑦静息脉率（X_7）；⑧引体向上次数（X_8）；⑨踏板跑步休息 5 分钟后的脉率（X_{10}）；⑩最大踏板速度（X_{11}）；⑪体脂（X_{12}）（资料来源：Dallas E. Johnson. AppliedMultivariate Methods for Data Analysts）。其数据结构如表 5-10 所示，试选择合适的统计分析方法处理此资料。

表5 – 10　50个申请警察局职位的白人男性的体检数据

id	X_1	X_2	X_3	X_4	X_5	X_6	X_7	X_8	X_9	X_{10}	X_{11}
1	179.6	74.20	41.7	27.3	82.4	19.0	64	2	108	5.5	11.91
2	175.6	62.04	37.5	29.1	84.1	5.5	88	20	108	5.5	3.13
3	166.2	72.96	39.4	26.8	88.1	22.0	100	7	116	5.5	16.89
⋮	⋮	⋮	⋮	⋮	⋮	⋮	⋮	⋮	⋮	⋮	⋮
50	179.0	71.00	41.2	27.3	85.6	16.0	68	5	108	5.50	10.00

就此问题本身而言，表5 – 10是呈现资料的表现型、原型和标准型，但对于选择合适的统计分析方法而言，其"三型"并非完全统一。

很多人可能会从多种多元统计分析方法中选择一种，并实现统计计算，给出计算结果并作出结论。常选用的多元统计分析方法有如下5种：变量聚类分析、主成分分析、探索性因子分析、无序样品聚类分析、定量资料对应分析。

针对不同的分析目的，除了前面所提及的那五种多元统计分析方法之外，若能附加一些条件，还可选择以下7种多元统计分析方法：典型相关分析、路径分析、证实性因子分析、结构方程模型分析、有序样品聚类分析、单组设计多元方差分析、多维尺度分析。

事实上，真正意义上的多元统计分析方法就是上述提及的12种。还有一种定量资料判别分析，通常也被归入多元统计分析的范畴，但此法本质上与多重回归分析类似，应归入多因素统计分析的范畴。因为进行此种分析的资料中的多个定量变量是以"原因"的身份出现的，并非是"结果变量"，而真正的结果变量是"分类变量"，即可依据一系列定量变量的取值将未知类别的个体划分到不同种类中去。还有一类多元统计分析方法，即各种设计类型下的多元方差分析或多元协方差分析，前面提及的"单组设计多元方差分析"正是它们的特例。

不言而喻，合理选择多元统计分析方法处理给定资料的关键点在于以下两点：其一，弄清统计分析的目的；其二，结合已获得的资料、基本常识和专业知识，挖掘一切可能的附加信息。只要正确地把握住这两个关键点，所选择的多元统计分析方法就是合理的。剩下的任务就是如何实现复杂的统计计算，以及如何结合基本常识和专业知识合理地解释计算结果并得出经得起时间和实践检验的结论。

因本书编写目的和涉猎的范围所限，与每种多元统计分析方法对应的上述两个关键点在此就不一一赘述了，有兴趣的读者请参阅有关多元统计分析专著。

（胡良平　高辉　胡纯严）

第六章

用统计思维与三型理论解读生物问题

【问题 6 – 1】 如何解读日本内海蟹的模样和形状酷似武士面孔？

表现型： 据日本的渔民们说，平家武士一直到现在仍然在日本内海的海底漫游，体态如蟹。因为在内海可以发现背部斑纹古怪的蟹，其模样和形状都跟武士的面孔惊人地相像。

原型： 这个看似奇怪的结果是由人造成的。跟人一样，蟹也有许多不同的血统，假定这种蟹的祖先当中碰巧有一只蟹的模样跟人的面孔相像，哪怕只是稍微相像，渔民们也不会把它吃掉。当他们把它丢回海里之后，它也渐渐进化、繁衍。

标准型： 如果一只蟹的壳是普普通通的，人类就会把它吃掉，这一血统的后代就会减少；如果它的壳跟人类的面孔稍微相像，人们就会把它扔回海里，它的后代就会增多。蟹壳上的模样是蟹的一大"投资"。随着时间的推移，那些模样最像武士脸型的蟹就自然而然地生存下来，这也就是我们说的"人工选择"过程。

（中国测绘科学研究院　陈菁）

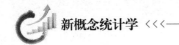

【问题 6 – 2】 如何解读大麻哈鱼的迁徙？

表现型： 大麻哈鱼是一种海河洄游性鱼类，它栖息于北太平洋。当达到性成熟时，为了繁衍后代，它一定要历尽千辛万苦，进入江河，上溯到产卵场生殖。

原型： 大麻哈鱼之所以要洄游，是因为大麻哈鱼的卵和幼鱼只能在淡水中生存。

标准型： 自然界中，有很多动物由于繁殖、觅食、气候变化等原因而进行一定距离的迁徙。

（中国科学院大学　陈剑锋）

【问题 6 – 3】 如何解读鲸鱼的亲缘关系？

偶蹄目中，鲸鱼和哪种动物的亲缘关系最近，是猪还是河马？

表现型： 鲸鱼和猪都属于偶蹄目，从体型特征上看，依据 Morphology 算法，相比其他偶蹄目动物，似乎猪和鲸鱼的亲缘关系较近。

原型： 依据 Parsimony 算法，鲸鱼、猪和河马的 162 序列都比较接近，而 203 序列上鲸鱼与河马的基因序列比较接近，因此鲸鱼与河马的亲缘关系较近。

标准型： Morphology 算法和 Parsimony 算法都可以算出物种的亲缘关系，但是 Morphology 算法注重表型特征，Parsimony 算法侧重于基因序列特征，表象的证据不如基因序列有说服力。

（中国科学院大学　陈军纪）

【问题 6 - 4】 如何解读植物叶片变黄？

在我国北方地区的石灰性土壤及盐碱地中，种在田里的玉米叶片出现失绿变黄的症状，而植物缺氮、缺铁都会导致叶片变黄。如何解读？

表现型： 种在田里的玉米叶片失绿变黄，说明作物缺少某种营养元素，观察叶片失绿的部位，可以发现一些更具体的细节。

原型： 作物缺氮时引起叶绿素含量降低，使叶片绿色转淡，严重缺氮时，叶色变黄。作物体内的氮素有高度的移动性，能从老叶转移到幼叶。作物缺铁时，叶绿素不能合成而造成"失绿症"。铁在植物体内移动性很小，老叶中的铁很难转移到新生组织中去。

标准型： 在实际诊断中，根据外部症状判别作物缺素症时，需注意鉴别。作物缺氮时，失绿症先从老叶开始，逐渐扩展到上部幼叶；失绿的叶片色泽均一，一般不出现斑点或花斑。作物缺铁时，失绿症首先出现在幼嫩叶片上，从幼叶开始，最初只是在叶脉间的叶肉部分出现失绿黄化，而叶脉仍保持绿色，随后，叶脉也逐渐变黄，严重时，叶片上出现坏死斑点，叶片逐渐焦枯甚至整株死亡。

（中国科学院大学　费杨

军事医学科学院　刘其龙　赵庆国　任达）

【问题 6 - 5】 如何解读无花果？
表现型： 无花果因没有开花就结果，所以叫无

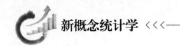

花果。

原型： 无花果其实是有花的，只是我们看不到而已。因为其花朵在内部的子房里，确切地说是在果实的雏形里，蜜蜂（榕小蜂）会从底部的小洞里钻进去，然后使花朵受精。

标准型： 无花果虽然名为果，但我们吃的实际是它膨大的花序轴。无花果的果实不是由子房发育来，而是由花托发育来的，无花果的雌蕊和雄蕊都被果实包裹着，花是看不见的（剥开果实当然看得到），因而雌蕊和雄蕊都不会发育成熟，因此无花果虽然有花但不会授粉，有果实但没有种子。果实能形成是因为受到了昆虫的刺激。

（中国科学院大学　耿慧霞）

【问题 6-6】 如何解读草型湖泊变成了藻型湖泊？

表现型： 位于美国佛罗里达州的 Apopka 湖在 20 世纪 40 年代之前曾经是一个沉水植物茂盛的浅水草型湖泊，40 年代以后转为藻型湖泊。开始，人们认为是一次强烈的风暴破坏了湖泊原有的水生植物群落，使得湖泊由草型湖泊逐步转为高浊度、蓝藻水华频繁发生的藻型湖泊。

原型： 最近的古湖沼学证据显示，在 20 世纪 40 年代，有大量的营养盐注入此湖泊，原因是流域内大面积的湿地被围垦用于农业种植，使得进入湖泊的总磷负荷从原来的 $0.08 \mathrm{gTP} \cdot \mathrm{m}^{-2} \cdot \mathrm{yr}^{-1}$ 增加到 $0.55 \mathrm{gTP} \cdot \mathrm{m}^{-2} \cdot$

yr^{-1}。当营养盐浓度较高时，附着在水草上的固着生物的生物量也较高。同时，水生植物的光合作用和生产力的影响也越来越大。这预示着随水体富营养化程度的增加（营养盐浓度的增加），原来水生植物生长得非常茂盛的水域，其水生植物上的附着生物也会逐步增加，并最终导致这种以水草为主的生态系统不稳定。此时，任何一种小的外部干扰（如风暴、鱼的牧食等），都足以导致生态系统崩溃，并建立新的与环境相协调的生态系统。因此，有理由相信，在营养盐逐步增加的情况下，该湖原来的草型生态系统趋于不稳定，并在风暴的作用下转为藻型湖泊生态系统，而非人们所认为的是由于一场强烈的风暴导致草型湖泊转为藻型湖泊。

标准型：营养盐浓度的高与低是草型生态系统与藻型生态系统是否稳定的决定因素。当营养盐浓度升高或下降时，系统都会出现不稳定的情况，如果有风浪、光照抑制或鱼的牧食等外部扰动，草型生态系统就会崩溃而难以恢复。反之，要修复这样的草型生态系统，必须降低营养盐负荷，使得附着生物对水生植物的遏制降低到水生植物可以承受的范围。

（中国科学院大学　谷娇）

【问题 6 - 7】 如何解读地衣是两种互利共生的生物体？

表现型：地衣就是真菌和藻类植物的共生体，靠真菌的菌丝吸收养料，靠藻类植物的光合作用制造食物。

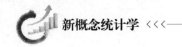

如果把地衣中的真菌和藻类植物分开，两者都不能独立生活。

原型：藻类植物需要真菌吸收水和无机盐以合成有机物，真菌需要藻类生产的有机物以维持生长繁殖。二者刚好互补，各取所需。

标准型：地衣是两种互利共生的生物体。互利共生是指两种生物生活在一起，彼此有利，两者分开以后都不能独立生活。

（中国科学院大学　胡佳宇）

【**问题 6 - 8**】如何解读 SARS 病毒的宿主之谜？

2003 年的传染病——非典型性肺炎席卷全国，引起公众极大的恐慌。卫生部门对致病的 SARS 病毒进行研究，发现引起这一传染病的病源是野生动物果子狸。在南方地区，人们大量捕食一些野生动物，果子狸就是其中一种。有人因食用了带有 SARS 病毒的果子狸而患病，再将此病传播给其他人，因而迅速爆发了"非典"传染病。因此人们认为，果子狸是 SARS 的天然宿主，要想从根本上消灭"非典"，就要停止食用野生动物，并大肆捕杀果子狸。

表现型：人食用果子狸后染上"非典"，因此得出结论，果子狸就是 SARS 病毒的天然宿主。

原型：果子狸也是被传染的受害者，SARS 病毒真正的天然宿主是一种蝙蝠——中华菊头蝠。

标准型：最新研究告诉我们，SARS 病毒的生活史中有很多宿主，但其原始宿主是中华菊头蝠，果子狸只是其中间宿主。

（中国科学院大学　李婷）

【问题 6 - 9】如何解读红细胞可通过比它本身小的毛细血管？

表现型：红细胞能够数以百万次地通过比它本身小的毛细血管。红细胞相对其他细胞小，但比毛细血管的直径大，且红细胞呈现两面凹的圆饼状。

原型：红细胞质膜下是由血影蛋白、锚蛋白、肌动蛋白、原肌球蛋白及带蛋白组成的网架结构，能够稳定细胞形态，赋予其较强的韧性。

标准型：在细胞质膜下，存在一个由微丝等纤维蛋白及膜蛋白相连的网架结构，它参与细胞质膜的形态构成并协助质膜完成多种生理功能。这种结构叫作膜骨架。

（中国科学院大学　李春林）

【问题 6 - 10】如何解读斗牛时使用红布？

表现型：牛对红色敏感，看到红色就很兴奋。

原型：牛是色盲，它的眼里只有黑色和白色。其实斗牛过程中真正让牛敏感的是布而不是红色，任何颜色的布在牛面前晃动都会使牛兴奋，因为飘动的东西会让牛产生抵触感，它认为这是对它的挑衅，于是不顾一切地顶过去。而斗牛之所以选用红布是因为红色鲜艳，便于人们观赏。

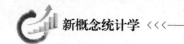

标准型：选用红布更多是处于"以人为本"的考虑，红色是为人准备的，而不是为牛准备的。

（中国科学院大学　李春梅）

【问题 6 – 11】 如何解读鳄鱼吞食石块？

鳄鱼胃里的石块重量大约占鳄鱼体重的百分之一，有时为了寻找石块，它们不得不爬行到较远的地方。如何解读？

表现型：鳄鱼用胃里的石块来磨碎猎物的骨头和硬壳。

原型：鳄鱼胃里的石块既能帮助它们磨碎食物，又能使鳄鱼便于潜伏水底，利于它们在水底行动，使它们不致被湍急的水流冲走，还有助于鳄鱼把大的猎物拖入水里。

标准型：真正的原因是否就是上面的"原型"，有待进一步考证。

（中国科学院大学　李春梅）

【问题 6 – 12】 如何解读"改造工程菌"？

有研究通过改造工程菌来实现新能源的开发和使用。试验期间，将改造过的工程菌进行培养后，通过产物测量、存活率等指标确定其是否改造成功而成为我们所需要的工程菌。如何解读？

表现型：在试验条件下，改造后的工程菌生长状况良好，产物达到所需要的标准，且副产物少。

原型：原先的工程菌并不符合大规模生产的要求，因而需要在特定的试验条件下对其进行改造。具体地说，就是敲除其中的不利基因，并清除一些杂质，使其具有大规模扩增的潜能。

标准型：改造后的工程菌在敲除某些基因后不仅能在试验条件下存活，还能在生产实践中存活，且能高效率地产生目的产物。

（中国科学院大学　李莉莉）

【问题6－13】如何解读鹰蠹毛虫的背部有像蛇头的图案？

在动物学领域有一种有趣的现象，鹰蠹毛虫的背部顶端有一个看起来像蛇头一样的图案。如果一只正在觅食的鸟飞临，鹰蠹毛虫就会抬起头，晃动它那蛇头般的图案，将捕食者吓走。如何解读？

表现型：正在觅食的鸟遇到一种可怕的威胁到其生命的另一种生物，立刻逃走。

原型：鹰蠹毛虫利用其身体的特殊结构把自己伪装成蛇头，将捕食者吓走。

标准型：这是一种拟态现象。拟态是指一种生物在形态、行为等特征上模拟另一种生物，从而使一方或双方受益的生态适应现象。如尺蠖极似树枝，凤蝶幼虫极似鸟粪等，是动物在自然界中长期演化形成的特殊行为。拟态包括三方：模仿者、被模仿者和受骗者。在本例中，模仿者为鹰蠹毛虫，被模仿者是蛇，而鸟（捕食

153

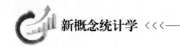

者）是受骗者。

（中国科学院大学　刘洋）

【问题 6 – 14】 如何解读植物为它的传粉者提供"报酬"？

植物一定为它的传粉者提供报酬吗？

表现型： 长期以来，我们认为昆虫为植物传粉，植物就要为昆虫提供相应的食物报酬，比如花粉或者花蜜，在观察毛瓣杓兰的传粉时，我们也曾一度这样认为。达尔文在他的经典著作《兰花的传粉》中，描述了许多兰花与昆虫精巧的传粉系统，但他却忽视了欺骗性传粉的存在。

原型： 在毛瓣杓兰上捕获的扁足蝇的口器和身体其他部位发现大量枝孢菌的菌丝和呈链状的分生孢子，说明扁足蝇以真菌孢子为食。毛瓣杓兰叶片表面具有深褐色斑点，形似受真菌感染的霉斑。斑点中央的毛状体由多细胞组成，与枝孢菌串珠状的孢子相似，从而在视觉上吸引扁足蝇的访问。同时，毛瓣杓兰的花发出似腐败叶子的气味，其中的异戊醇、2 – 乙基己醇和正己醇也普遍存在于枝孢菌的挥发物成分中，且异戊醇为典型真菌的气味成分。毛瓣杓兰不为扁足蝇提供任何形式的报酬，但带斑点的叶片和花的特殊气味使其极像被枝孢菌感染，从而达到诱骗扁足蝇传粉的目的。

标准型： 这也是一种拟态现象。

（中国科学院大学　陶至彬）

【问题 6-15】 如何解读孟德尔的豌豆杂交实验？

表现型： 孟德尔在进行豌豆杂交实验时，用纯种的高茎豌豆与矮茎豌豆作亲本，在它们的不同植株间进行异花传粉。结果发现，无论是以高茎作母本、矮茎作父本，还是以高茎作父本、矮茎作母本，即无论是正交还是反交，它们杂交得到的第一代植株（简称"子一代"，以 F1 表示）都表现为高茎。孟德尔让上述 F1 的高茎豌豆自花授粉，然后把所结出的 F2 豌豆种子于次年再播种下去，得到杂种 F2 的豌豆植株，结果出现了两种类型：一种是高茎的豌豆，一种是矮茎的豌豆。不仅如此，孟德尔还发现，在 1064 株 F2 豌豆中，高茎的有 787 株，矮茎的有 277 株，两者数目之比近似于 3∶1。

原型： 在纯种高茎豌豆的体细胞内含有一对决定高茎性状的显性遗传因子 DD，在纯种矮茎豌豆的体细胞内含有一对决定矮茎性状的隐性遗传因子 dd。杂交产生的 F1 的体细胞中，D 和 d 结合成 Dd，由于 D（高茎）对 d（矮茎）是显性，故 F1 植株全部为高茎豌豆。当 F1 进行减数分裂时，其成对的遗传因子 D 和 d 又彼此分离，最终产生了两种不同类型的配子，一种是含有遗传因子 D 的配子，另一种是含有遗传因子 d 的配子，而且两种配子在数量上相等，各占 1/2。因此，上述两种雌雄配子的结合便产生了三种组合：DD、Dd 和 dd，它们之间的比接近于 1∶2∶1，而在性状表现上的不同则接近于 3（高）∶1（矮）。

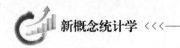

标准型：孟德尔的遗传因子假说及分离定律。

（中国科学院大学　王婧）

【问题 6 – 16】 如何解读变色龙的变色现象？

表现型：变色龙的皮肤会随着背景、温度、情绪等的变化而改变。

原型：变色龙善于随环境的变化随时改变身体的颜色，既有利于隐藏自己，又有利于捕捉食物。

标准型：变色龙这种生理变化，是在神经系统的调控下，通过皮肤里色素细胞的扩展或收缩来完成的。

（中国科学院大学　魏文文）

【问题 6 – 17】 如何解读跑薄层板试验时样品中所含物质不同会有不同的斑点？

表现型：在跑薄层板的时候，经过显色剂显色，在薄层板上只有一个斑点。

原型：如果只有一种物质，当然只会有一个斑点，但若是两种组分极性相似，在薄层板上也可能不会分开而只出现一个斑点。

标准型：要想知道这个斑点是否只由一种物质构成，就需要做更精确的试验检验，比如说高效液相。所以在做试验时不能轻易下结论，要经过更精确的试验设计和试验检验。

（中国科学院大学　张秋龙）

【问题 6－18】 如何解读苏轼在《赠刘景文》中写的"荷尽已无擎雨盖，菊残犹有傲霜枝"？

表现型： 荷花开败之后，荷叶枯黄凌乱地浮在水面上，一片萧条；而菊花虽然也已凋零，但它的枝干仍然直立在寒风中。

原型： 荷花凋零代表着生育期的结束，营养便不再往叶子输送，叶子枯黄后经风一吹，再加上荷叶梗的韧性，便会弯曲浮在水面上，最终腐烂。菊花在花凋零之后，叶子和枝干也会枯黄，但是由于枝干中维管组织的存在，使它依然能保持直立。

标准型： 水生植物为了适应环境，叶梗中的维管组织只剩下中空的导管来输送氧气和养分，所以韧性很好，可以随水摆动，叶子枯黄折断后就弯到了水面上，随之腐烂，消失殆尽。而陆生植物的枝干中有导管和筛管组成的维管组织，即使停止了运输的功能仍能使其保持直立。

解析： "荷"多比喻君子，而时值岁尾，荷枯叶尽，正喻君子生不逢时，难免潦倒失路；"菊"常喻晚节，景文晚年并无亏缺，犹有凌霜傲雪之枝。诗人的高明之处在于，他不是简单地写出荷、菊花朵的凋零，而是将描写的笔触伸向了荷叶和菊枝。终荷花之一生，荷叶都是为之增姿，不可或缺。苏轼用擎雨无盖说荷败净尽，真可谓曲笔传神！同样，菊之所以被誉为霜下之杰，不仅因为它蕊寒香冷，姿怀贞秀，还因为它有挺拔劲节的枝干。花残了，枝还能傲霜独立，才能充分体现它孤标

157

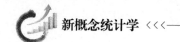

傲世的品格。

（中国科学院大学　赵美玲）

【问题6－19】 如何解读沙漠地区的仙人掌？

地球上有形形色色的生物，它们都以自己特有的方式适应着环境，例如生活在沙漠地区的仙人掌。如何解读？

表现型： 仙人掌叶子肥厚，上面还长满刺。

原型： 为了适应沙漠的缺水气候，仙人掌的叶子演化成短短的小刺，以减少水分蒸发，亦能作为阻止动物吞食的武器，茎演化为肥厚含水的叶状形状。

标准型： 我们看到的肥厚多汁的类似叶的是仙人掌的茎，小刺是仙人掌的叶。

（中国科学院大学　周娟）

【问题6－20】 如何解读我国南方稻区高感品种水稻的"枯心病变"？

在我国南方稻区，一些高感品种水稻上发生枯心病变，主要特征为失水、青枯、卷曲、凋萎。如何解读？

表现型： 秧苗发生失水、青枯、卷曲、凋萎的状况时，说明秧苗正在遭受某种病虫害。

原型： 凋萎型白叶枯病引起的枯心病变是病菌通过幼苗的根和芽鞘侵入所致。病株最明显的症状是心叶或心叶下1～2片叶片失水，初起病斑呈开水烫过的灰绿色，很快向下发展为长条状黄白色，并以主脉为中心，从叶缘向内紧卷不能展开，最后枯死。若为螟害引起的枯心病变，幼螟先啃食水稻心叶，导致心叶失水，纵卷如葱管状、青白色，若螟虫继续为害、咬断心叶、破坏生长点，则心叶彻底枯死。

标准型： 在实际诊断中，应对病株茎基部进行观察，以辨别致病原因。将枯心株拔起，切断茎基部，用手挤压，若切口处溢出涕状黄白色菌脓，即病原菌菌脓，此为凋萎型白叶枯病引起的枯心病变，应对全田（即整个试验区域）进行喷药治疗，每隔 5 ~ 7 天喷药 1 次，连续防治 2 ~ 3 次。药剂用 20% 叶枯宁 500 倍液，或 50% 退菌特 2000 倍液。若切口处无涕状黄白色菌脓溢出并可见虫蛀眼，即为螟害引起的枯心病变，应选用高效长效对口农药，并按时打药，主要选用螟施净、稻螟清、三唑磷进行螟虫防治。

（军事医学科学院　梁希）

【问题 6 – 21】 如何解读蚕宝宝"作茧自缚"？

表现型： 蚕发育到一定时期，开始吐丝作茧将自己包在里面，经过一段时期再费力地从里面爬出来。人们观察到了这种现象，就用此来比喻人做事原来希望对自己有利，结果却反使自己吃亏或受到连累，自己束缚自己。陆游有诗曰："人生如春蚕，作茧自缠裹。"

原型： 蚕作茧将自己包裹起来是一种生存策略。这样，可以在一定程度上维持恒温和免受光照，并且保护自己免受天敌的伤害。到了一定的时间，蚕从茧里面爬

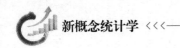

出来变成蛾，完成它们最重要的使命——繁殖。

标准型：每一个物种在进化的过程中都形成了一套精巧的生存策略。很多在人看来不可思议的或对它们自己有害的行为，其实是物种长期形成的以应对环境的生存策略。因此，在理解生命时，不应带着我们人类的偏见。

（军事医学科学院　刘贤）

【**问题 6 – 22**】 如何解读肝脏蛋白质组学实验？

表现型：实验者每天在实验室读文献、做试验、养老鼠、取肝脏或血浆样品、分离细胞、筛选蛋白、处理数据。

原型：本实验是采用高分辨率的蛋白质分离手段，结合高效率的蛋白质鉴定技术，全景式地研究在各种特定情况下肝脏的蛋白质谱。

标准型：蛋白质是生物细胞赖以生存的各种代谢和调控途径的主要执行者，因此蛋白质不仅是多种致病因子作用于机体最重要的靶因子，也成为大多数药物的靶标，蛋白质组学成为近年来发展起来的强有力的发展药靶的技术方法。而肝脏是人体代谢的重要器官，肝脏蛋白质组的研究将有助于解决困扰人类的多种疾病的问题。

（军事医学科学院　张革）

【**问题 6 – 23**】 如何解读座头鲸吐泡泡？

表现型：座头鲸在水面下 15 米左右常常吐出许多

大小不等的气泡，表面看上去像是在换气。

原型：事实上，座头鲸是用这种方法来捕食猎物。座头鲸在水下 15 米左右以螺旋形姿势向上游动，并吐出许多大小不等的气泡使最后吐出的气泡与第一个吐出的气泡同时上升到水面，形成了一种圆柱形或管形的气泡网，像一只巨大的海中蜘蛛编织成的蜘蛛网一样，把猎物紧紧地包围起来，并逼向网的中心，它便在气泡圈内几乎直立地张开大嘴，吞下网集的猎物。

标准型：自然界中很多动物因为生物进化而形成自己独特的觅食方式，如果不仔细观察，以普遍的常识性理解去揣测，往往会南辕北辙。而通过反复细致的观察和深入的思考，才可以了解现象背后的本质。

（军事医学科学院　高川）

【问题 6 – 24】如何解读豚鼠被毛变稀疏？

表现型：动物房的豚鼠在饲养一定时间后，出现被毛变稀疏的现象。

原型：在豚鼠饲养期间没有喂食新鲜的蔬菜和水果，造成维生素 C 的缺乏，引起被毛脱落。

标准型：豚鼠自身不能合成维生素 C，因此只能从食物中摄取，而饲料中添加的维生素 C 经过长时间的储存和灭菌之后会被破坏，如果未定期喂食新鲜的蔬菜和水果，就会造成维生素 C 的缺乏，出现被毛脱落的症状。

（军事医学科学院　陆健昇）

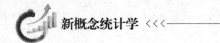

【问题 6 – 25】 如何解读"拉马克学说"？

表现型：拉马克学说即用进废退法则和获得性遗传法则。

原型：生物在新环境的直接影响下，习性改变，某些经常使用的器官变发达，不经常使用的器官逐渐退化。物种通过这样不断地加强和完善适应性状，逐渐变成新的物种，而且这些获得的后天性状可以遗传给后代，使生物逐渐演变。

标准型：生物性状是基因和环境共同作用的结果，基因在生物性状遗传中起决定作用，自然选择是生物进化的动力。生物都有繁殖过剩的倾向，而生存空间和食物是有限的，所以必须"为生存而斗争"。在同一种群中的个体存在着变异，那些具有能适应环境的有利变异的个体将存活下来，并繁殖后代，不具有有利变异的个体就被淘汰。

（军事医学科学院　缪发明）

【问题 6 – 26】 如何解读卡车运送的水貂出现死亡及抑郁？

在一次动物实验中，从水貂厂买回实验用健康水貂共 80 只，采用卡车运回研究所动物房内。水貂全部放在卡车上的笼子里，每只笼子里放 5 只。正值夏季，为防止窒息，水貂全部暴露在空气中。路途 50 公里左右，路上总共用了一个半小时。回来后一个小时内有 3 只水貂死亡，一部分水貂精神沉郁，大部分正常。请问这是什么原因？

表现型： 80 只健康水貂运回后有 3 只死亡，一部分水貂精神沉郁，大部分水貂正常。

原型： 80 只健康水貂运回后应该全部正常，但是结果有 3 只死亡，一部分水貂精神沉郁。运输中由于天气炎热，路途遥远，在路上时间过长，笼子空间小等原因，加上水貂是一种容易引起应激的动物，故造成水貂死亡和精神沉郁的现象。

标准型： 应在运输前考虑可能引起水貂应激的因素，采取措施，每只水貂用一只笼子，在卡车上加强避暑设施，尽量在早上或黄昏天气凉快时运输，减少其应激反应，这样全部水貂就可以安全健康地被运回动物房了。

（军事医学科学院　孙伟洋）

【问题 6 - 27】 如何解读优良梨品种 "延边苹果梨"？

表现型： 苹果梨果形扁圆，底色黄绿，阳面有红晕，在树上远看似苹果，故定名为苹果梨。

原型： 苹果梨系北方寒温带地区名贵果品之一，为龙井市老头沟镇小箕村村民从朝鲜咸境南道带来的六条梨树的接穗，嫁接在当地耐寒山梨砧木而成。后经不断选育，延边苹果梨的栽培得到了迅猛发展。其果肉细脆多汁、清香爽口、石细胞少、可溶性固形物含量高，具有燥湿健脾、和胃止呕止泻、消痰止咳、软化血管等保

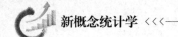

健功能，被营养学家誉为"保健食品"。

标准型： 嫁接是植物人工营养繁殖方法之一，即把一种植物的枝或芽，嫁接到另一种植物的茎或根上，使接在一起的两个部分长成一个完整的植株。嫁接时应当使接穗与砧木的形成层紧密结合，以确保接穗成活。苹果梨通过正确的嫁接方法得以存活，且苹果梨树喜冷凉湿润的气候、耐高寒，地处长白山脉的延边朝鲜族自治州为苹果梨树的生长提供了良好的生态环境。再加以科学管理，合理施肥，注意药害，便得到营养价值高、口味好的苹果梨。同样，在种植其他水果的过程中，也要选择恰当合理的方式，并注意温度气候等因素，平常多维护，合理施肥灌溉并清除害虫，最终会得到好的收成。

（军事医学科学院　王甜甜）

【问题6–28】 如何解读地震前动物出现反常现象？

表现型： 地震前，动物们突然表现异常。牛马不进圈；犬狂吠不休，面有泪水；鼠白天成群出洞，像醉酒似地发呆，不怕人，惊恐乱窜，叼着小鼠搬家。

原型： 伴随地震而产生的物理、化学变化（电、磁、气象等）往往能使一些动物的某种感觉器官受到刺激而发生异常的反应。如一种振动异常能被某些动物的听觉器官察觉出来。另外，地震前地下岩层断层面之间具有强大的摩擦力，在摩擦的断层面上会产生一种每秒钟仅几次至十多次、人的听觉不能感觉到的低频声波，那些感觉十分灵敏的动物在感触到这种声波时便会惊恐万分、狂躁不安。

标准型：动物有反常行为是因为动物感觉器官较人类灵敏，能感觉到地震前发生的变化。因此，人类应重视并仔细观察动物的反常情况，做好震前准备，把损失尽量减小到最低。

（军事医学科学院　王泽东）

【问题 6-29】 如何解读"健康"母猪不孕？

表现型：近几年，由于猪肉价格暴涨、政府扶持农业力度加大等因素，某房地产商人办起了养猪场。他有充足的资金支持，购买大片场地，购入优良母猪仔，"精心"饲喂，将种猪养得膘肥体壮。采用人工授精，购入合格精液，聘请技术娴熟的配种员进行受精，却屡配不孕。于是请来一些兽医，诊断种母猪是否感染影响其生殖能力的病原微生物，却未能检出阳性结果。他们猜测购入的母猪仔或者精液有问题，但母猪仔和精液均从正规厂家购入，出厂时均接受严格质量检查，开具检疫合格证明，整批母猪不孕的可能性几乎不存在。猪场老板束手无策，只好向专家求助。

原型：专家前往猪场调查，立刻发现症结所在：该猪场老板缺乏养殖知识，将种母猪当育肥猪养，养得过肥，导致种母猪生理机能改变，致其不发情甚至不排卵，所以屡配不孕。由于发现过晚，母猪生育能力无法逆转，专家建议将种母猪去势后当育肥猪售出，以减小损失。

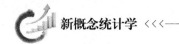

标准型：母猪过肥会使卵巢周围脂肪沉积过多，卵巢机能减退，造成母猪不发情或不排卵，引起看似健康的母猪不孕。

（军事医学科学院　肖世峰）

【问题6－30】 如何解读新疆西瓜比其他地区的西瓜甜？

表现型：同样品种的西瓜，在新疆地区结的果比在其他地区结的果味道更甜。

原型：同样品种的西瓜在哪里结出的果都应该一样甜，之所以会出现新疆地区结的果比其他地区结的果味道更甜，是由于新疆地区早晚温差大、白天日照时间长的特殊气候特点造成的。

标准型：由于白天日照时间长，植物光合作用充分，有机物即糖类合成较多；夜间温度低，植物呼吸作用弱，有机物分解较少。总的来说，糖类合成远远大于分解，大量糖类在植物中积累，造成了新疆西瓜比其他西瓜味道更甜。

（军事医学科学院　叶挺）

【问题6－31】 如何解读冬虫夏草？

有一种名贵的滋补中药材叫冬虫夏草，顾名思义，冬天是虫，到了夏天又变成了草，那它究竟是虫还是草？

表现型：在以青藏高原为中心，海拔3500～5000米高寒湿润的高山灌丛和高山草甸上生长着一种特殊的生物，它冬天的时候生长在地下土壤中，像活的蚕宝宝一样，到了夏天全身长毛化身为草。

原型：海拔3500米以上的雪山草甸上，体小身花的蝙蝠蛾将千千万万个虫卵留在花叶上。继而蛾卵变成小虫，钻进潮湿疏松的土壤里，吸收植物根茎的营养，逐渐将身体养得洁白肥胖。这时，球形的子囊孢子遇到虫草蝙蝠蛾幼虫，便钻进虫体内部，吸收其营养，萌发菌丝。受真菌感染的幼虫逐渐蠕动到距地表2～3厘米的地方，头上尾下而死，这就是"冬虫"。幼虫虽死，体内的真菌却日渐生长，直至充满整个虫体。来年春末夏初，虫子的头部长出一根紫红色的小草，高约2～5厘米，顶端有菠萝状的囊壳，这就是"夏草"。

标准型：冬虫夏草是一种特殊的虫和真菌共生的生物体。真菌的菌丝体通过各种方式感染蝙蝠蛾（昆虫类，属鳞翅目蝙蝠蛾科）的幼虫，以其体内的有机物质作为营养能量来源进行寄生生活，经过不断生长发育和分化后，最终菌丝体扭结并形成子座伸出寄主外壳，从而形成一种特殊的虫菌共生的生物体。

（军事医学科学院　莫峥）

【问题6–32】 如何解读蛋白电泳未出现目标蛋白的条带？

试验中，构建目标融合蛋白表达载体，让其在细菌细胞中表达，并从细菌中提取总蛋白，以及纯化出目标蛋白。应用蛋白电泳技术跑胶，发现没有目标融合蛋白

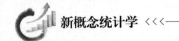

的条带。做数次试验，总是这个结果。如何解读？

表现型：蛋白电泳没有目标蛋白的条带。

原型：通过做对照试验，发现总蛋白提取没有问题，纯化步骤也改良过几次，都没有跑出目标蛋白的条带。于是寻找原因，做 Western – blotting，并以标准的融合蛋白作为阳性对照，发现细菌根本就没有表达这种蛋白，也就是表达载体的构建和体系出了问题，才导致后面纯化不出这个蛋白，跑胶当然也就没有目标蛋白的条带。

标准型：融合蛋白在细菌中表达，然后被纯化出来，跑电泳才会出现目标蛋白的条带。

（中国科学院大学　李晓静）

【问题 6 – 33】如何解读欧洲人拥有高鼻梁和深眼眶？

表现型：不管是在影视作品中还是在身边的欧洲人身上，我们都能看到他们一个让人羡慕的共性，那就是高挺的鼻梁和深邃的眼眶，几乎无一例外。

原型：这其实是遗传的原因。由于遗传，欧洲的大部分人一代又一代地继承了这种高鼻梁和深眼眶的外貌特征。

标准型：再深入地了解其中的原因，就要追溯到远古时代的生活环境了，因为欧洲人的始祖生活在寒冷的高山上，进化成高鼻梁有利于使吸进去的空气不至于太冷，深眼眶挡住飘雪而不至于让雪水一下子流进眼里。

中国人的祖先生长于高原地带，风沙猛，所以眼眶比较平，不容易积藏沙子。黑人源于非洲，为适应气温和气压的问题，进化出大鼻孔、大嘴唇。

（中国测绘科学研究院　陈菁）

【问题 6 – 34】 如何解读"一猫生九仔，长相皆不同"？

表现型：一猫生九仔，九仔各不同。

原型：变异是一般生物的特性，也就是说亲代与子代之间、子代的个体之间，是绝对不会完全相同的，总是或多或少地存在着差异。

标准型："生精生卵对分离，两相组合却随机。三个2N八个样，后代差异不为奇。"猫有 19 对染色体，也就是说会产生 2^{19} 种可能。所以说，一猫生九仔，九仔各不同是很正常的现象。

（中国测绘科学研究院　陈菁）

【问题 6 – 35】 如何解读两亲姐妹长相差别很大？

邻居家有两个女儿，老大长得很漂亮，大眼睛、双眼皮，头发乌黑笔直；而老二就比不上老大了，眼睛不大、单眼皮，头发也是卷曲的。邻居们都很诧异，同父同母的两个孩子竟然差别这么大。如何解读？

表现型：两姐妹具有不同的外貌特征。

原型：不同个体的不同性状特征在生物学上称为表型。生物体的不同性状特征都是由基因控制的，每个个

169

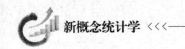

体都拥有一整套基因，不同的个体选择性地表达某些基因，而不表达另外的基因，导致其基因型不同。两姐妹外貌的不同特点就是基因选择性表达的结果，这是问题的实质。

标准型：两姐妹的基因型不同，其表型差异可以用生物学上大家熟知的基因型符号来表示，如老大的双眼皮、直发可表示为 AABB，相应的，老二的单眼皮、卷发可表示为 aabb。这样大家就会对两姐妹的事情感到稀松平常，原因也一目了然了。

（中国科学院大学　胡慧霞）

【问题 6－36】如何解读血型能判定亲子关系？

在亲缘关系测定时，父亲是 A 型血，母亲是 B 型血，结果孩子既不是 A 型，也不是 B 型，也非 AB 型，而为 O 型血，判定为非亲生的。如何解读？

表现型：父亲是 A 型血，母亲是 B 型血，孩子应该是 A、B、AB 中的一种血型，现在都不是，所以可能不是亲生的。

原型：该孩子属于稀有的孟买血型。由于父母的 H 抗原基因均为杂合，所以孩子的 H 抗原基因为隐性纯合 hh，在这种血型的红细胞上，没有 A、B 和 H 抗原，但在血清中却同时存在抗 A、抗 B 和抗 H 三种抗体。虽然表现为类似 O 型血的性状，但是是因为没有 H 抗原导致的。进行血型检测时，起初会表现为 O 型特征。该孩子属于稀有的孟买型血型，应该进一步进行 DNA 测定来检测孩子是否为这对夫妻亲生。

标准型：血型在一定程度上可以反映亲缘关系，但是对于稀有的孟买型系统来说，由于没有相应的 H 抗原，故无法表现正常的血型。对亲缘关系判定来讲，更加准确的测定应该是进行 DNA 的序列比对。

（中国科学院大学　王冠琳）

【问题 6-37】如何解读"燕麦杂交不符合孟德尔遗传定律"？

用黑颖（BByy）、黄颖（bbYY）的燕麦杂交，F2代的表现型是 12（黑）:3（黄）:1（白），不是 9:3:3:1，所以不符合孟德尔遗传自由组合定律。为何？

表现型：黑颖（BByy）、黄颖（bbYY）的燕麦杂交，F2代的表现型是 12（黑）:3（黄）:1（白），这和我们高中学的 9:3:3:1 的遗传规律似乎发生了冲突。

原型：对进行的杂交进行遗传学分析，如下：

P　　　　黑颖（BByy）× 黄颖（bbYY）

　　　　　　　　　↓

F1　　　　　　　黑颖（BbYy）

　　　　　　　　　↓⊗

F2　12 黑（9B_ Y_ +3B_ yy）:3 黄（bbY_ ）:1 白（bbyy）

可以发现，只要有 B 基因的存在，就会显出黄色，这代表着 B 基因对 y/Y 基因有显性上位的作用。

标准型：显性上位作用是指两对独立遗传基因共同

171

对一对性状发生作用，而且其中一对基因对另一对基因的表现有遮盖作用。如果起遮盖作用的基因是显性基因，称为上位显性基因，其作用称为显性上位作用，其F2代遗传分离比为 12：3：1。

（中国科学院大学　王冠琳）

【问题 6 – 38】 如何解读双眼皮父母却生下单眼皮的孩子？

表现型： 父母双方的性状均为双眼皮，则遗传给后代的性状也是双眼皮，事件中孩子是单眼皮，说明遗传物质发生了变异。

原型： 单、双眼皮是由人体内的一对等位基因决定的，如 AA、Aa、aa（A 双眼皮，a 单眼皮）。单双眼皮的基因型如表 6 – 1。

表 6 – 1　单双眼皮的基因型

成员	基因型	性状
父亲	Aa	双眼皮
母亲	Aa	双眼皮
孩子	aa	单眼皮

由上表可知，父母为双眼皮，孩子为单眼皮属于正常的遗传，而不是遗传物质的变异。

标准型： 隐性遗传是基因遗传中的一种情况，表现为在遗传过程中，某个基因的性状并不表达出来，而有可能"隐藏"于基因内，只要在来自父母双方的基因都给子代遗传了此基因的情况下，才会在子代身上使此隐性基因得到表达。

（中国科学院大学　杨文慧）

【问题 6 - 39】 如何解读亲生子的血型判别结果却为非亲生？

"走进科学"栏目有一个案例，讲的是黄永池夫妇都是 O 型血，在他们的宝宝出生的时候万分欣喜，却发现宝宝是 B 型血，这与常规的血型遗传学理论显然不符，他们经历重重的疑问和流言后，决定进行亲子鉴定，结果 16 对基因的检测配对率大于 99.99%，这让夫妇二人很是高兴，也终于松了一口气。但是为什么在血型方面却出现了常规医学不能解释的问题呢？最后吴永国教授对此产生了兴趣，对其家族进行了调查，发现黄永池的父母亲都是 B 型血，而黄永池本身也有 B 型基因，那为什么黄永池却显出了 O 型血的表现性呢？这让医学工作者百思不得其解。最终的实验结果是发现了另一种基因的存在，即 H 基因，H 基因产生的 H 抗原是 B 型抗体的前体，而 H 基因在黄永池身上发生了基因突变，没有功能。进一步推想，这种基因在世界上也极其罕见，难道与黄永池的壮族血统有关？进一步调查发现，这种基因在壮族人群中的出现频率确实很高。如何解读？

表现型：黄永池夫妇血型都是 O 型，而宝宝血型却是 B 型，这是不符合常规的，宝宝可能不是他们的亲生

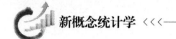

骨肉的质疑和流言也是有道理的。

原型：O 型血与 O 型血只能生出 O 型血的宝宝，这在正常情况下是正确的，但事物都有其特殊性，基因也会发生变异。

标准型：黄永池自身有 B 基因，由于 H 基因发生突变而没有表达功能，因此 B 抗原没有表现出来，最终的表型是 O 型血。

（中国科学院大学　杨文慧）

【**问题 6 – 40**】如何解读"种瓜得瓜，种豆得豆"？

表现型：种下西瓜，只能从瓜秧上收获西瓜；种下豆子，也只能从豆秆上收获豆子。

原型：种瓜得瓜，种豆得豆，这种表现型的一致性是由遗传因素决定的。遗传因素决定了子代的基本表型与亲本一致。

标准型：生物子代细胞的基因来源于亲本，子代细胞的绝大多数基因均与亲本细胞的基因一致，这就决定了子代细胞中的组成型蛋白与亲本细胞基本相同，而蛋白是表型的表现者，是表型直接的决定物质。因此，瓜秧上得到的必然是瓜，豆秆上得到的也必然是豆。

（军事医学科学院　陈玉剑）

【**问题 6 – 41**】如何解读长颈鹿的长脖子？

表现型：长颈鹿因为每天伸长脖子去吃高树上的树叶，长此以往脖子越来越长。

原型：脖子长的长颈鹿能吃到高树上的叶子才能生存下去，而短颈的长颈鹿因吃不上而被淘汰。

标准型：起初长颈鹿的脖子并不是都这么长，而是有长有短，矮树上的叶子能够满足它们的需要，所以它们都能生存下去。后来由于环境或其他原因使得矮树上的叶子变少甚至没有了，颈长的长颈鹿能够吃到高树上的叶子，因而能够生存下来，而颈短的长颈鹿就会被饿死。生存下来的长颈鹿后代的颈也有长有短，长的生存，短的被淘汰掉。经过若干年，在自然选择的压力下，控制长颈的基因在种群中越发纯合，所以新生的长颈鹿颈长的概率越来越大，这就是达尔文的自然选择学说。

（军事医学科学院　孔德聪）

（本章　胡良平　张天明　郭晋）

第七章
用统计思维与三型理论解读临床问题

【问题 7 - 1】 如何解读"额头长痘痘"？

小红最近额头上不断冒出几颗大痘痘，爱美的她急忙买来各种祛痘消炎产品，用一段时间后还是不见好。之后她去看中医，医生详细问了她的作息和饮食习惯。原来，这段时间她忙着写毕业论文，压力大，经常觉得烦躁和苦恼，熬夜到凌晨。医生说，由于生活不规律、昼夜颠倒、长时间熬夜，让肝脏不能在正常时间（夜里 10 点 ~ 12 点）工作，毒素就会积累下来。再加上长期思虑过度、劳心伤神，心理压力比较大，引起中医上讲的心火旺盛，最终表现为额头痘痘不断。如何解读？

表现型： 小红额头长痘痘，她以为是普通青春痘，用大量化妆品，不见效果。

原型： 其实是由于这一段时间心理压力过大、经常熬夜，导致心火旺盛，肝脏不能正常排毒所致。

标准型： 小红听从医生建议，按时睡觉，把心放宽，一段时间后痘痘果然消了。长痘痘与身体状况密切相关，从长痘痘的部位可以窥见身体内部哪里出了问题，再加以调养，慢慢就能恢复。

（中国科学院大学　窦凯歌）

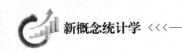

【问题7–2】如何解读"消炎药治不好咽喉炎"？

表现型：某中年女性晚上睡觉前总会做清嗓的动作，嗓中有异物感，白天症状减轻，初步认定自己患上了咽喉炎，自行买消炎药服用，几天不见效就不吃了。出于经济原因，她认为这不是什么大病，也不影响白天的正常生活，就没去医院就诊。

原型：本病从症状上看应该是慢性咽炎的症状，由于她平日里很少喝水，而且在农田里劳动的时候，经常在尘土飞扬的环境下也不带口罩，平常也不注意保护嗓子，所以不改变这些不良的生活习惯，即使吃了消炎药也很难见到疗效。身体的各种生理活动都需要水的参与，如果长时间处于缺水的状态，人体的很多机能都会受到影响，免疫力也会下降，无法抵抗病原微生物的侵袭而造成感染。

标准型：很多疾病都是由不良的生活习惯造成的，如果不分析自己的患病原因，只是一味地吃药，很难达到预期的治疗效果。因此，患病不仅要对症下药，还需要养成良好的生活习惯，调理好身体，这样才能达到事半功倍的治疗效果。

（中国科学院大学　范兆飞）

【问题7–3】如何解读"吃退烧药退烧"？

表现型：吃完退烧药后体温正常。

原型：退烧药调节体内代谢，使身体机能恢复正常。

标准型： 针对具体的问题采取对应的方式，才能使问题得到有效的解决。

（中国科学院大学　房帅）

【问题7-4】 如何解读小腹疼痛、小便不畅，有时腰部剧烈疼痛，甚至出现血尿等症状？

表现型： 某人小腹经常疼痛，小便不是十分顺畅，有时腰部疼痛、发热，常有血尿。可能是肾脏或者泌尿系统其他部位出现问题。

原型： 肾结石阻塞尿路，阻碍尿液的排出，造成小腹疼痛、尿液不畅。有时肾结石在排出过程中堵塞输尿管导致剧烈疼痛。

标准型： 在泌尿系统的各个器官中，肾脏通常是形成结石的部位。肾脏的代谢物质由于没有及时排出，在肾脏形成结晶，就是微小结石。结晶不断累积增大，形成肾结石。肾结石阻塞尿路，阻碍尿液的排出，造成小腹疼痛、小便不畅、腰腹部疼痛，有时形成血尿，发炎引起高烧。只有找准病根对症治疗，才是最有效的途径。

（中国科学院大学　高强）

【问题7-5】 如何解读患者服药后病情好转？

服药后，患者的指标明显比服药前好，能肯定是药物的效果吗？

表现型： 在给药前，病人可能因患病导致某些指标的异常。在研究者给药后，病人的病情也缓解了，指标

179

也恢复正常了，从表面看来，确实是药物在起作用。

原型： 其实使病情缓解的因素有很多，一般有：①自然历史（natural history），即许多病理条件随时间的推进会使症状发生自然变化和波动。也就是说，即使没有施加任何治疗和干预，病情也可能会出现缓解。②安慰剂效应（placebo effect），即药物或治疗本身没有任何药理学或生理学意义，而是通过病人心理的变化起到缓解病情的作用，病人相信研究者给自己的药物是有效的，有时它就真的起作用了，因此这也不能归结于药物的作用。③药物的药理作用，排除其他种种干扰之后，才能确定是药物发挥了作用。

标准型： 这种做法（在统计学上被称为自身配对设计）其实是不够科学的。因为在病人病情缓解的较长过程中，有很多因素影响疗效，包括病人本身的心态与意志、疾病的自然发展和转归，因此病情缓解的原因不能只归结于药物的作用。事实上，我们可以很自然地想到，要在试验过程中注意质量控制，尽可能消除一切非试验因素对结果造成的干扰和影响，才能得到具有较高可信程度的结果。在试验设计中应当把握好三要素、四原则、设计类型和实施过程中的质量控制。这里要特别提及的是，应当设置合理的对照组。虽然自身对照也是一种对照形式，但它仅适合两次测定结果之间的时间间隔非常短的情况。也就是说，在两次观测所获得的两组数据之间，除是否用药外，其他一切非试验因素的状态要基本保持不变。若此前提条件得不到满足，则自身配对设计就是不可取的。

（中国科学院大学　顾丽佳）

【问题7-6】如何解读眼睛干涩、眼部分泌物多等症状?

表现型: 某人最近出现眼睛干涩、眼部分泌物多等症状。

原型: 眼睛干涩可能是由于有眼底干洞，而眼部分泌物多大概是患有结膜炎等细菌感染性炎症。

标准型: 经过对眼部全面精细的检查发现，该患者双眼都有眼底干洞导致眼睛感觉干涩，同时患有结膜炎、眼睑炎和角膜炎等炎症性疾病，使眼睛分泌物增加。

（中国科学院大学　胡丽凤）

【问题7-7】如何解读青少年型大肠癌?

大肠癌在青少年中虽较为罕见，但据文献报道，我国大肠癌的发病年龄在近年已经呈现明显提前的趋势，因此，青少年型大肠癌的积极预防和诊断对我国大肠癌总体的预防和诊断显得越来越重要。青少年型大肠癌由于其发病年龄较小，不容易引起患者自身及医生的注意，同时临床表现不够特异和显著，因而常常容易被误诊。笔者通过引用和分析文献中关于青少年大肠癌发病的相关资料，得到青少年大肠癌临床发病的表现型、原型及标准型。

表现型：在 2004 年报道的一篇文献中提供了对 91 例 35 岁以下大肠癌患者的发病分析，青年人大肠癌与老年人大肠癌相比，临床表象并无特异性，通常以血便、黏液便、大便习惯改变等为主要症状，易被误诊为细菌性痢疾、溃疡性结肠炎、痔疮等疾病，因此其初诊符合率仅为 21.3%。另一文献描述的青少年大肠癌临床表现为腹痛（6 例）、肠功能紊乱（腹泻、便秘或间隙腹胀）（5 例），以及体重减轻、贫血、便血等（各 4 例），还有腹块、肠套叠（1 例）。也有人研究的病例的临床表现以便频、黏液血便为主，其次为腹痛、腹部包块、肠梗阻、里急后重及消瘦、贫血等。上述临床表现在青少年和老年中并无显著差别，然而青少年结肠癌误诊率却非常高，竟可达 85% 左右，因此，要提高正确诊断率，仅通过通常的临床表现及过于肤浅的检查手段是远远不够的。

综上，从临床表现上看，青少年大肠癌与老年大肠癌是极其相似的，而与老年所不同的是，青少年由于相对更缺乏心理重视，从而导致疾病诊断和治疗更加困难。

原型：大肠癌与其他癌症一样，发病虽多表现为突如其来，而其形成则普遍是由多种病理因素长期作用导致的。根据多年的临床观察，发现该疾病通常并不是在肠黏膜上突然发生的病变，而是按照正常黏膜到腺瘤，最后到癌变，这样的顺序发展。

在病因上，认为大肠癌可能与患者的饮食结构相关，高蛋白饮食、总热量摄入过高、维生素与钙摄入不足、酒精等均可增加大肠癌发病率。同时，体力活动减少、遗传因素也与大肠癌的发生有关。而微观上，主要认为基因突变与抑癌基因失活是大肠癌发生的关键。

造成青少年大肠癌高误诊率的原因可分为 3 个方面：一方面，大肠癌本身缺乏特异性症状和体征，出现症状后极易与痢疾、肠炎和痔疮等混淆；另一方面，病人自身也容易疏忽疾病情况，之所以如此，除了因为对大肠癌缺乏基本常识，还多因为自恃年轻，既不重视，也不就医，延误了诊断时间；再者，医生也对本病认识不足，过分强调年龄因素，因青少年发病罕见而忽略其可能性，甚至简单的指诊也不愿采取（约80%的直肠癌可通过指诊检查出）。

综上，青少年大肠癌的发病具有一般癌症的发病进程。在病因方面，宏观上与患者长期的饮食习惯等生活因素，以及遗传等因素相关；微观上则与基因的突变及缺失有关。造成青少年大肠癌误诊的原因，无论患者本人还是医生，均极容易被该疾病的表现型所迷惑，看不到其原型。患者或医生若能正确以大肠癌的标准型为依据，则该疾病的正确诊断率将会大大提高。

标准型：在对青少年大肠癌临床发病的表现型和原型有了充分认识的基础上，确立其标准型将有助于提高该疾病的正确诊断率。笔者试图通过从咨询病人、传统诊断方法及分子生物学诊断 3 方面对青少年大肠癌临床发病的标准型作简要描述，见表 7－1。

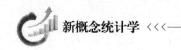

表 7 - 1 青少年大肠癌的标准型

判断方式	内容
咨询病人	家族史：若有大肠癌家族发病史，则患大肠癌可能性加大，应予以重视。 饮食习惯：若其长期饮食结构为高蛋白、高能量摄入，营养摄入不均衡，则患大肠癌风险也加大，应予以重视。 病史：肠炎患者应予以重视。
传统诊断方法	直肠指诊：触诊直肠有狭窄、肿物、溃疡和出血的情况，则极有可能为大肠癌表现，应进一步配合其他诊断。 结肠镜检查：结合专业判断发现结肠癌灶，初步确诊为大肠癌，应进一步采取组织学检验。 组织学检验：腺癌——癌细胞排列呈腺管状或腺泡状；黏液细胞癌及黏液腺癌——癌细胞分泌较多黏液，黏液可在细胞外间质中或聚集在细胞内将核挤向边缘；未分化癌——癌细胞较小，呈圆形或不规则形，呈不整齐的片状排列，浸润明显，易侵入小血管及淋巴管。
分子生物学诊断	p53 基因突变，通常为 175 位 GC 转 AT 突变 DCC 基因缺失 nm23 - HI 基因表达明显下降 bcl - 2 基因过表达

小结：总的来说，青少年大肠癌的临床发病具有和其他一些肠道疾病相近的表现型，因而容易导致该疾病

的误诊甚至误治。而大肠癌的原型则是错综复杂的，患者自身甚至医生有时候也难以直接看到青少年患者发病的真正原因。因此，透过多种不同的原型，确定青少年大肠癌的标准型，通过标准型对患者各项指标进行判断，有利于对青少年大肠癌及早做出正确诊断。本文通过综述一些文献数据和报道，最终得到青少年大肠癌的标准型，认为有益于青少年大肠癌的早期正确诊断。

（中国科学院大学　黄满）

【问题 7-8】如何解读针灸中的"循经传感现象"？

有些人接受针刺治疗时，会产生一种酸、胀、麻等特殊感觉沿经脉路线移动的现象。如何解读？

表现型：针灸理论目前没有很好的科学证据支持，循经传感现象可能也没有科学道理。

原型：现代科学对针灸选穴位点的研究发现，这些穴位相对分布有更丰富的神经、血管、体液、肌肉及结缔组织等，经脉线的电阻也普遍更低。因此，循经传感现象可能具有一定的科学基础。

标准型：针灸虽然仍未有完善的科学理论解释，但长期的实践证明，针灸方法对某些疾病具有治疗效果（如针灸治疗面瘫）。由于穴位的神经丛、小血管及毛细血管网发达，具有特异的离子和小分子物质浓度。因此对穴位点的刺激会蔓延，带动经络线上其余部位的新陈代谢，促进机体康复。

（中国科学院大学　贾铭玥）

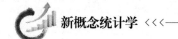

【问题7－9】 如何解读凌晨0~3点是死亡的高发时段？

表现型： 理论上，死亡应是随机事件，但0~3点相对更容易发生死亡且又是在人们的熟睡阶段，看起来似乎有超自然的力量掌控人们的生死。

原型： 人类的基本生命活动受神经系统调控，而神经系统的活跃性又有一定节律。一天的不同时段，神经系统的活跃性也有差异，使人们的身体状态也有差异。

标准型： 神经系统与人类的基本生命活动紧密相关。遇到紧急状况时，交感神经兴奋会促进肾上腺皮质激素分泌进行应激反应。夜晚，迷走神经兴奋，而交感神经处于抑制状态。如果身体上发生某些紧急状况，肾上腺皮质激素不能释放，而迷走神经兴奋，使机体不能有效地应对身体的突发状况，则更容易死亡。

（中国科学院大学　贾铭玥）

【问题7－10】 如何解读小孩夜间爱哭闹？

解读1

表现型： 小孩子爱哭是正常现象，而程度可能和不同孩子的性格有关系，因此这是正常现象。

原型： 孩子哭闹多是由于某些原因引起他们的不适，因此可能不是单纯的性格原因。

标准型： 婴幼儿处于生长发育的关键时期，对营养的需求比较敏感。如果微量元素缺乏（尤其是锌、钙），可能会影响睡眠质量，导致婴儿夜间常醒来，环境黑暗使之紧张甚至害怕，因而也就会相对容易啼哭，这时就要及时寻找原因，确认是否是营养问题并及时处理。

（中国科学院大学　贾铭玥）

解读 2

有的婴儿晚上不易入睡，入睡后多汗、头颅不断摩擦枕头，久之颅后可见枕秃圈，出牙晚，学步迟。此类孩子的啼哭与一般孩子的哭闹有本质的区别。

表现型：这些爱哭闹的孩子，常有多汗、枕秃或方颅，白天常出现烦躁、坐立不安，出牙迟或牙齿排列参差不齐，学步迟，严重的出现骨骼发育障碍。

原型：这些婴幼儿不易入睡，入睡后多汗、啼哭的表现实际上是一种常见的儿童疾病——缺钙。婴儿生长速度很快，钙的需要量相对较多，但我国居民每天膳食中钙的摄入量往往达不到推荐的摄入量标准。长期缺钙会导致孩子出现如下一些症状：烦躁、好哭、睡眠不安或易醒、易惊跳、多汗、枕部脱发圈、出牙落后等。缺钙严重者可引起佝偻病，甚至引起各种骨骼畸形，如方颅、乒乓头、手镯或脚镯、肋骨外翻、鸡胸或漏斗胸、O型腿或 X 型腿等。

标准型：根据临床及实验室结果，可作出低钙血症的诊断。对缺钙的患儿进行治疗，其方法主要为补充钙剂，可以分为药补和食补。现在多主张婴儿从出生后 2 周起，便应该额外补充 1/3 推荐量的钙剂，而且至少要一直补充到 2 岁，否则很容易缺钙。给孩子补钙尽量选择一些钙源好、吸收好、口感好、不刺激肠胃的婴幼儿专用钙产品。在孩子缺钙时及时提供含钙丰富的食物，如鱼、虾皮、海带、排骨汤。别忘记补充维生素 D，钙质需要维生素 D 才能被小肠吸收，经由血液运送到骨头。维生素 D 的最佳来源是富含脂肪的鱼类，像鳗鱼和鲑鱼，其次是蛋黄与牛奶，在蔬果方面则是香菇。当然，更快的方法是晒太阳，一周 3 次（早上 10 时前或下午 4 时后），每次晒 10～15 分钟，就能获得所需要的维生素 D。

（军事医学科学院　杨硕）

【问题 7－11】如何解读感冒时滥用抗生素类药物？

表现型：感冒就医时医生会给病人用抗生素类药物，很多人根据这一经验或所谓"常识"，在感冒时大量使用抗生素类药物。

原型：医生给感冒病人用抗生素类药物是针对感冒引发的细菌感染，但是抗生素类药物并非是治疗感冒的唯一药物。一般来说，在感冒初期及时采取妥善的措施是可以尽快消除感冒症状的。对身体素质好的人，可能每天多喝白开水，注意饮食和休息，感冒就能不治自愈；对于体质稍弱一点的人，在前述措施基础上，使用板蓝根冲剂、感冒冲剂或复方甘草合剂等药即可。

标准型：感冒是由感冒病毒引起的，而抗生素是针对细菌感染的药物，抗生素类药物对感冒的治愈并无直接效用，而还需要辅以其他止咳、退烧、抗过敏药物等。相反，抗生素的滥用会导致病菌产生耐药性，对病人长期健康不利。感冒时应注意保证充足的休息及饮食的调节，从而保证整体生理机能的最佳化，充分发挥自身免疫系统的功能，最终战胜感冒。平时应根据气候、季节、温度和湿度的变化情况，并结合自己的身体素质情况，注意及时添减衣服。应保持良好的心态，有规律地生活，适度锻炼身体。应抓紧时间多学习一些科学文化知识，不至于经常无所事事、碌碌无为而感到心里空虚。努力做到少生病甚至不生病，从而也就少吃药甚至不吃药。

（中国科学院大学　蒋红志）

【问题 7 - 12】 如何解读"克山病"？

1935 年，在我国黑龙江克山县发现这样一种病人，他们心脏扩大、心力衰竭、心律失常，因病因未明，故称为"克山病"。如何解读？

表现型：患者心脏扩大、心力衰竭、心律失常，在显微镜下可见心肌细胞坏死和纤维化，心室壁不增厚。

原型：因膳食中缺乏硒，导致心肌线粒体出现膨胀、嵴稀少和不完整，膜上酶活力下降，膜电位下降。

标准型：这是一种线粒体疾病，是线粒体 DNA 异常而引起的遗传性疾病。如果能从基因治疗角度解决治疗的突破口，方可从根本治疗此病。

（中国科学院大学　李春林）

【问题 7 - 13】 如何解读蝎子的神奇功效？

蝎子功效神奇，在我国医学史上很早就被古人发现，用来治疗诸风掉眩、手足搐掣、疟疾寒热、耳聋无闻等疾病。近年来，人们发现蝎子是预防和治疗冠心病、中风等多种心脑血管疾病的良药，其主要有效物质是蝎毒。蝎毒是一种生物毒素，可通过影响内皮细胞功能、血小板功能、离子通道、微循环及动脉粥样硬化等方面治疗心血管疾病。如何解读？

表现型： 用蝎子来治疗中风、冠心病等心脑血管疾病有显著的疗效，人们赋予蝎子神奇而神秘的色彩。

原型： 蝎子治疗疾病的主要有效成分是蝎毒活性多肽，可舒张血管，具有较强的溶栓和改善微循环作用，以此治疗中风、冠心病等心脑血管疾病。

标准型： 蝎毒活性多肽通过调节 PGI_2/TXA_2 平衡，调整血管壁紧张度；通过调整凝血－抗凝血平衡，提高纤溶作用，改善微循环；对心房肌细胞 I_{to} 非频率依赖的抑制作用，有助于在频率变化情况下保持心肌细胞 APD（动作电位时程）的一致，从而治疗中风、冠心病等心脑血管疾病。

（中国科学院大学　刘峻通）

【问题 7－14】 如何解读面部僵硬症状？

某男从一年前开始觉得自己和别人沟通的时候面部表情不自觉地有点僵硬（笑），无法克制自己，严重的时候说话吐字不清，如果内心想刻意克服的话，往往会让自己一身大汗，而且僵硬更加严重。他记得一次与领导交谈很久以后，笑得面部表情僵硬，后来就一直担心这种情况再出现。但不知道什么原因，越是不想出现就越出现，后来他一旦与那位领导说话，面部表情就不自然了，最后发展到与亲戚朋友说话的时候也会出现这种状况，严重影响到事业的发展。

表现型：此人在与领导沟通时会出现不自觉地面部表情僵笑，以至发展到了与亲友间说话时也会不自觉僵笑，而且这种行为不可控制。

原型：这种现象很可能是此人面部神经出现了问题。从患者表情不自然、口角僵笑、情绪紧张、吐字不清、加以控制时反而加重等，能够判断此人患了一种常见的面部疾病，即面肌痉挛。

标准型：根据面肌痉挛的医学诊断标准可作出诊断，其脸部异常僵硬表情多是由于面神经出脑干后被血管压迫所致。

（中国科学院大学　刘永玲）

【问题 7 – 15】如何解读胃溃疡？

胃溃疡是消化性溃疡中最常见的一种，主要是指胃黏膜被胃消化液自身消化而造成的超过黏膜肌层的组织损伤。胃溃疡主要发生在胃的幽门部。如何解读？

表现型：胃腔内，胃酸和胃蛋白酶是胃液中重要的消化物质。胃酸为强酸性物质，具有较强的侵蚀性；胃蛋白酶具有水解蛋白质的作用，可破坏胃壁上的蛋白质。因此，过去人们通过给病人服用碱性药物或水解胃

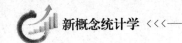

蛋白酶的药物来治疗胃溃疡，但效果不佳，很大一部分患者病情加重转变成胃癌。

原型：虽然有强酸、胃蛋白酶等腐蚀因素的存在，胃肠道仍能维持黏膜的完整性及自身的功能，其主要原因是胃、十二指肠黏膜还具有一系列防御和修复机制。我们将胃酸及胃蛋白酶的有害侵蚀性称之为损伤机制，而将胃肠道自身具有的防御和修复机制称之为保护机制。目前认为，正常人的胃、十二指肠黏膜的保护机制足以抵抗胃酸及胃蛋白酶的侵蚀。但是，当某些因素损害了保护机制中的某个环节就可能导致胃酸及蛋白酶侵蚀自身黏膜，进而导致溃疡的形成。近年的研究已经表明，幽门螺杆菌和非甾体抗炎药是损害胃肠保护机制而导致溃疡发生的最常见病因，胃酸在溃疡形成中起关键作用。因此，给病人服用抗生素才是根本的治疗途径。

标准型：利用胃镜、钡餐等检测方法确定胃溃疡的程度和病因，有针对性地选择抑制胃酸分泌药、黏膜保护剂、胃肠动力药和以 PPI（质子泵抑制剂）为基础加上两种抗生素的三联治疗方案。必要时，也可采取手术以彻底治愈。

（中国科学院大学　刘兆群）

【问题 7 – 16】 如何解读经常头晕头痛？

我从高中开始就每天被头疼头晕的毛病所困扰，尤其是在一场考试之后晕得特别厉害。当时去看医生，他们没有经过任何检查便断定是由于学习压力大，得不到充分休息而造成的神经衰弱，认为只要毕业之后心情放轻松了自然就会好，只是开了些缓解神经衰弱的药。但经过了一年毫无心理压力的大学生活，我头晕的毛病不但没有缓解，反而加重了，有时候看电影之后也会头晕。再次就医，做了脑多普勒检查，结果显示情况基本正常，只有一个次要的指标稍微异常，医生因为找不出其他原因，就认为应该就是这个指标的异常引起的，于是又开了一些药物。几个月之后，头晕症依然没有缓解，于是又去神经科就诊。医生在看了之前的脑多普勒检查结果之后认为那个数据的稍微异常不可能导致这么多年的头晕，于是在我脖子背面轻轻按摩了两下，我顿时感觉整个人都轻松了。医生说不用服药，只要平时注意坐姿、避免长时间坐着、多锻炼颈部，一段时间之后会缓解。我按医生的指示做，几个月之后头晕的毛病果然减轻很多。如何解读？

表现型：经常头晕头痛，很可能是神经方面出了问题。又正值学习任务很重，学习压力大，出现神经衰弱很正常，而且神经衰弱的突出症状也确实是头晕，因此很容易把头晕症与神经衰弱联系在一起。

原型：长时间低头工作、操作电脑、喜欢高枕等不良的姿势会使颈部肌肉长期处于疲劳状态，容易发生损伤，是颈椎病发生的一个诱因。颈椎病是颈椎间盘退行性变、颈椎肥厚增生及颈部损伤等引起颈椎骨质增生或椎间盘脱出、韧带增厚，刺激或压迫颈脊髓、颈部神经、血管导致血液循环不畅等，从而产生颈肩痛、头晕头痛、上肢麻木等症状的临床综合征。

标准型：由于颈椎病在中老年人群中多发，故不容易联系到青少年，但负责任的医生并不急于盲目下结论，而是能够结合当下实际情况，想到现在的青少年长时间低头学习，以及长时间操作电脑，也很有可能患上颈椎病。因此，我们在进行任何工作时，也应该在遵循一般规律的同时懂得变通，有突破常规的想法，就很可能会有意外的收获。

（中国科学院大学　吕曼）

【问题 7 – 17】如何解读婴儿高烧不退的症状？

婴儿免疫力很低，尤其是冬天容易出现高烧不退现象。某婴儿在冬天出现高烧，普通的医生认为是感冒，就只是给孩子打退烧针，刚打完针烧退了，但很快复作。负责任的医生对孩子进行全面的检查，发现是由于扁桃体感染引起的高烧，对症下药，最终孩子的高烧退去，完全治愈。如何解读？

表现型：婴儿在冬天出现高烧不退现象，且感冒也会伴有发热现象。

原型：出现高烧现象有多种可能的原因，此问题中提到的那个婴儿实际上是扁桃体感染引起的炎症导致的发热。

标准型：全面检查，找出引起高烧和扁桃体感染的原因，对症治疗，方可药到病除。

（中国科学院大学　牟文燕）

【问题 7–18】 如何解读染发烫发？

头发不仅可以对头部起到保暖、保护作用，如今更有着衬托脸型和美容的作用。因此，许多人都不惜花功夫在头发上大做文章，让自己更引人注目。烫发、染发就是其中最流行、最时尚的代表。如何解读？

表现型： 当前有许多爱美的年轻女士喜欢把直发烫卷以为流行，有许多年轻男士把头发染得五颜六色以为时尚，老人将白头发染黑以示年轻。

原型： 烫发的原理是让专用烫发药水中的铵硫酸（碱性）通过头发表层的毛鳞片进入皮质层，改变头发的蛋白链结构而使直发变成卷发。先用还原性的化学药水拆散胱氨酸的"小弹簧"，使胱氨酸的硫–硫键断开，成为两个半胱氨酸，这时头发的氨基酸链节便松动开来，随人摆布，盘卷成一定的波形。然后再搽抹固定剂，使断开"小弹簧"的半胱氨酸在就近位置两两结合，形成新的"弹簧"，将发型固定下来。烫发的过程中，药水中的碱性成分和氧化作用会致使头发表层的鳞片遭到破坏，使头发内部结构处于无保护状态，使内部的水分和营养成分流失，损害头发、头皮和毛囊，或多或少地使头发的角质蛋白发生变性，使头发容易发黄、发脆，没有光泽和弹性。

标准型： 专家认为，烫发不能太频，一年不应该超过 4 次。孕妇烫发则会影响胎儿健康；小女孩头皮娇嫩，烫发易弄破头皮，感染细菌；头皮干燥的人更不应常烫发。目前，国内外市场上销售的烫发剂中用巯基乙酸类物质作为功能成分，同样存在安全隐患。据称，我们在烫发后会留有一股难以洗掉的异臭味，也跟这种巯基乙酸类物质有关。专家提醒，不管是哪一种染发剂或其制品，一般都含有有毒的芳香化学物质，长期使用可能会损害人体造血系统，或使孕妇体内的胎儿畸形，轻者也会导致皮炎，出现皮肤红肿、瘙痒、溃烂等。为了健康，应尽量少染发或不染发，自然才是最美丽的。

（中国科学院大学　苏小妹）

【问题 7－19】如何解读口腔溃疡？

表现型：吃饭时不小心把嘴唇咬破，第二天就出现口腔溃疡，接下来的几天愈发剧烈，一个星期后方愈。

原型：嘴唇被咬破导致口腔黏膜破损，口腔里残留的细菌及病毒繁殖后感染伤口，使伤口恶化，溃疡加重。

标准型：口腔溃疡是一种常见的口腔疾病，我们要时刻保持口腔卫生，避免口腔黏膜的破损。同时少吃辛辣及刺激性食物，保持心情愉快，增强身体的抵抗能力，保证充足的睡眠，多吃水果补充维 C。

（中国科学院大学　陶焕平）

【问题 7－20】如何解读原发性肺结核的症状？

某人近一个月频繁咳嗽咳痰且痰中带血，浑身无力，午饭后发烧，一般不超过 38°C，晚上睡觉时会大量出汗，醒后汗止，食欲下降，一个月内体重下降 6kg。

经过查体及各项检查，医生给予"原发性肺结核"的诊断。如何解读？

表现型：此人咳嗽咳痰且痰中带血，提示为呼吸系统问题。午饭后发烧不超过 38°C 为午后低热，晚上睡觉时大量出汗，醒后汗止为盗汗，两者皆为肺结核的典型症状，提示患结核的可能性。一个月内体重下降 6kg 已经超过正常体重浮动范围，可能与细菌感染导致高消耗有关。食欲下降可能与细菌感染有关，也可能与患病所致不适有关。

原型：结核分枝杆菌感染人体后，进入肺泡巨噬细胞，存活的分枝杆菌在此进行复制。在激活人体的免疫系统的同时，结核杆菌侵蚀健康肺泡组织，进而引起渗出、增殖等病理变化，最终形成干酪样坏死灶。病灶刺激会导致患者咳嗽，若病灶接近支气管会引起剧烈的刺激性干咳。而细菌刺激引起的免疫反应会导致渗出反应，进而引起咳痰，痰液性状为白色黏液状，若合并支气管感染或病灶液化则会出现黄稠痰。若病灶液化形成空洞，咳嗽导致血管破裂则引起痰中带血。结核分枝杆菌在繁殖时分泌内外毒素会引起午后低热、盗汗、食欲下降。

标准型：原发性肺结核的诊断标准：临床表现为低热、纳差、疲乏、盗汗、咳嗽咳痰、痰中带血；结核菌素试验为强阳性或由阴性转为阳性；X 线检查为肺内有大小不一的原发灶，或有双极影；痰涂片阳性（传染性强）。鉴别诊断：可通过临床症状、X 片、生化检验、支气管镜检查、痰涂片和痰培养等检查与肺癌、肺炎、肺脓肿和支气管扩张相鉴别。患者一系列症状符合原发性肺结核描述，通过进一步检查的结果进行诊断和鉴别诊断。诊断后的规范治疗若有效则可进一步证实诊断的正确性。

（中国科学院大学　吴恺君）

【问题 7－21】 如何解读假性近视？

近期，张先生发现他家的小孩看东西开始眯着眼睛。他用视力表检测，发现小孩的视力只有 4.6、4.8 了。他很奇怪，他们夫妇俩并没有高度近视，平时也注意小孩的用眼卫生教育，可是小孩怎么就得了近视眼呢？

表现型： 小孩看东西眯眼，视力检测表明视力下降。

原型： 小孩可能近距离用眼过度，如看电视、玩游戏机，造成了假性近视。

标准型： 假性近视是由于用眼过度致使睫状肌持续收缩痉挛，晶状体厚度增加，造成视物模糊不清。假性近视是功能性近视，利用药物、针灸、埋耳针及理疗仪器，或通过患者自身强化眼肌锻炼都可放松肌肉，缓解疲劳，使视力恢复到正常状态。假性近视若不及时缓解，眼球长期受到紧张的眼外肌的压迫，最终会导致眼轴变大而成为真性近视。

（中国科学院大学　夏业伟）

【问题 7－22】 如何解读突然出现无精打采、少言寡语等症状？

某人最近的表现与以前有很大的反差：无精打采、少言寡语、见人绕道、抱怨不适、赖床乏力。如何解读？

表现型： 某人，40 岁，女，近 3 个月来没精打采，发呆发愣，不苟言笑，无心劳动，不愿出门，刻意避让人群。以前负责全家人的伙食，现在不做饭，早晨也不爱起床，家人都怪她变懒了，她还老抱怨自己身体不舒服，家人不知道她这是怎么了。

原型： 情感低落、思维迟缓及言语动作减少是抑郁症的典型症状，抑郁症患者是由于体质、遗传、精神、中枢神经介质的功能及代谢异常等多种原因造成的。该案例中的当事人不想做饭、不想出门、不想起床是典型的行为意志减退的表现，并不是患者主观上变懒了。此外，研究显示，我国农村抑郁症患者的抑郁症状常常以躯体化的形式表现出来，即诉说自己身体上的不适。

标准型： 抑郁症的医学诊断标准，即美国《精神疾病诊断与统计手册》（第四版）（DSM－Ⅳ）：

A. 在连续两周内有 5 项（或更多）下述症状，并且是原有功能的改变，其中至少有 1 项症状是（1）心境抑郁或（2）对活动失去兴趣或者愉快感。

（注：不包括显然由躯体情况所致的症状，或与心境不协调的妄想或者幻觉。）

（1）几乎每天大部分时间心境抑郁，主观体验（例如，感到悲伤或空虚）或他人观察到（例如，流泪）。注意：儿童和青少年可以是易激惹。

（2）几乎每天大部分时间对所有的或几乎所有活动的兴趣或者愉快感显著减低（主观体验或他人观察到）。

（3）没有节食时体重明显下降，或体重明显增加（例如，一个月内体重变化超过5%），或几乎每天都有食欲减退或者增加。注：儿童要考虑体重没有得到预期增加。

（4）几乎每天都有失眠或者睡眠过多。

（5）几乎每天都有精神运动性激越或者迟滞（不仅主观感到坐立不安或者迟滞，而且别人也能观察到）。

（6）几乎每天都感到疲倦或者缺乏精力。

（7）几乎每天都感到自己无用，或者有不恰当的过分的内疚（可以达到罪恶妄想的程度，不仅是为患病而自责或者内疚）。

（8）几乎每天都有思维能力或注意集中能力减退，或者犹豫不决（主观体验或者他人观察到）。

（9）反复出现死的想法（不只是怕死），反复出现自杀的意念但无特定的计划，或有自杀未遂，或有特定的自杀计划。

B. 症状不符合混合发作标准。

C. 症状引起具有临床意义的苦恼或者社交、职业或其他重要功能的损害。

D. 症状不是由于物质（如成瘾药物、处方药物）或者躯体情况（例如，甲状腺功能减退）的直接生理效应所致。

E. 症状不能用失去亲人来解释，如有丧失亲友的事件发生，那么上述症状持续 2 个月以上，或者症状的特征为显著的功能损害、病态地沉浸于自己的无用感、自杀意念、精神病性症状或精神运动性迟滞。

（中国科学院大学　熊朋迪）

【问题 7－23】 如何解读熬夜加班后突然晕厥？

北京某 IT 公司青年员工小王连续熬夜加班几天后，某天上午工作时突然晕厥。请问：小王突然晕厥对应的原型和标准型最可能是什么？

表现型：小王出现呼吸困难、脉搏微弱、紫绀、面色苍白、出汗等症状，经过 120 急救医护人员抢救后送往医院。

原型：根据小王的表现型，他很可能是患有急性心血管疾病。

标准型：通过 120 急救，并进行临床上一系列检查，如心电图、心脏超声、冠状动脉造影等，最终确定小王是因为连续加班，身体超负荷运转，疲劳所导致的急性心肌梗死。

（中国科学院大学　尹乃毅）

【问题 7－24】 如何解读服用减肥药后出现消瘦？

表现型：如 P57 减肥药是天然食欲抑制剂，能让大脑产生饱腹感的错觉，而使人减少热量和脂肪的摄入。

食用 P57 的减肥人群比食用安慰剂的人群平均每天的热量摄取减少了 1000 卡路里，减重作用明显且没有任何副作用。

原型： 服减肥药之后，人的食欲受到抑制，大脑产生饱的错觉，就不会发出信号使人进行摄食活动，而人体依然在消耗体内糖类、脂肪，长期下去，甚至消耗蛋白质，就会使人消瘦，体质变差，对身体健康造成影响。

标准型： 体重减轻并不是减肥成功的标准，含有利尿剂的减肥药将占人体 70% 重量的水分从身体转移走，使体重减轻，含大黄、番泻叶等有腹泻作用的减肥药也是这个原理，但喝水之后体重会反弹。

天然药物也并不安全，因为不论采用什么原料，也不论加工工艺如何，一旦药物具有干扰新陈代谢、影响吸收与消化的功能，其效果与就化学药品是一样的。

中草药麻黄属于"天然药物"，以前有许多减肥保健食品用其做添加剂。而真正起作用的，是麻黄中含的麻黄碱和假麻黄碱，它们通过刺激神经系统和甲状腺素来达到抑制食欲的目的，同时也会产生相当严重的副作用，如手足麻痹、血压升高、精神紧张、心慌等。

拥有正常的心态，有规律地生活，适度锻炼身体，抓紧时间多钻研业务，轻轻松松使肥胖身体恢复正常体重，这不仅是减肥的秘诀，也是长寿的秘笈。

（中国科学院大学　张荣）

【问题 7 – 25】 如何解读"椎间盘突出"？

表现型：患者双腿后侧、颈部、肩部疼痛麻木，认为是疼痛的地方发病。

原型：患者出现上述症状实际上是由于椎间盘突出症。椎间盘各组成部分（髓核、纤维环、软骨板），尤其是髓核发生不同程度的退行性病变后，在外界因素的作用下，纤维环破裂，髓核组织从破裂之处突出（或脱出）于后（侧）方或椎管内，从而导致相邻的组织，如脊神经根和脊髓等受到刺激或压迫，产生腰腿疼痛、麻木等一系列临床症状。

标准型：对于疾病，并不一定是产生症状的地方才是发病之处，在对疾病进行诊断的时候，并不能只看表面，而是要进行全面检查，弄清楚病变的部位，对症下药，处以合理的治疗方案，这样才可以真正使患者恢复健康。

（中国科学院大学　张宏晔）

【问题 7 – 26】 如何解读同样病症却用不同药方治疗？

古时候，有一个人生了种怪病，头疼发热，普通汤药皆无效。于是就请邻村的一位名医过来诊治，名医开了付药方，果然药到病除。没过多久，又有一位村民患了相同的病，于是就按照名医以前开的药方吃药，却没治好，只好再请名医来诊治并询问缘由。名医说病症虽相同，但病因却不同，一个是因郁结之气而引发，另一

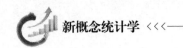

个是因外感邪气所致，因此药方也就不可能完全相同了。

表现型：病症相同，前一个用这个药方治好了，按照经验主义服用相同的药方也能治好。

原型：病症虽同，但病因不同，应该针对不同的病因服用不同的药物。

标准型：同样的问题起因可能完全不同，我们需要把握正确的起因，并给出有针对性的治疗方案，方可药到病除。

（中国科学院大学　张旭东）

【问题 7 – 27】如何解读呕吐后服用胃药却加重病情？

2012 年 9 月 20 日，李金因连续三四天饭后即吐，去校医院进行诊治。医生认为呕吐是胃病引起的，予胃药治疗，服用后反而呕吐更加严重，至最后一点不能进食，不到一周就变得面黄肌瘦。再去校医院就诊时，医生仍然按照胃病治疗，并要求他做胃镜检查。他又去地坛医院就诊，诊断为肝炎引起的肝硬化，需要马上住院观察治疗，而由于连续七八天服用胃药，没有缓解病情，反而极大地刺激胃黏膜，更不利于病情缓解。如何解读？

表现型：校医院医生只根据李金的外在表现——呕吐食物，想当然地以为是胃病引起的，因此开了很多治疗胃病的药物，且在服用胃药根本无效后，依然认为是胃有问题，没有根据患者的其他表现进行新的诊断。

原型： 有的胃病会引起人恶心、呕吐、烧心、反酸等。而肝硬化早期，由于肝功能轻度受损，引起食欲不振，可有恶心、呕吐等消化道症状及全身乏力、体重下降等表现。

标准型： 肝硬化是临床常见的慢性进行性肝病，是由一种或多种病因长期或反复作用形成的弥漫性肝损害。早期肝硬化的检查项目包括：①一般体格检查。②影像学检查：B超、CT及核磁共振成像等影像学检查可以发现肝纤维化的某些特征。在早期肝硬化时，B超检查是评估肝硬化程度的参考，可发现肝肿大、脾厚、肝表面粗糙不均、肝回生显示增强、增粗等。③肝功能检查：早期肝硬化的肝功能检查比较有意义的是白球蛋白的异常，白蛋白减低、球蛋白升高，血中白/球蛋白比值降低甚至倒置。④肝脏的病理学检查：可了解是否有肝纤维化及肝纤维化发展的程度。⑤纤维化的血清指标检测：肝纤维化4项检查即透明质酸、层黏连蛋白、三型前胶原、四型胶原，如果其中2~3项有显著增高，可考虑早期肝硬化的可能。

（中国科学院大学　张雪艳）

【问题 7 - 28】 如何解读糖尿病人出现"三多一少"症状？

糖尿病病人为什么会出现多食、多饮、多尿，体重减少的症状？

表现型：糖尿病患者食欲亢进、食量增加，尿量和排尿次数增多，烦渴多饮，饮水量增多，身体逐渐消瘦。

原型：患者体内胰岛细胞功能受损引起的胰岛素分泌不足和细胞受体对胰岛素不敏感可导致机体糖代谢紊乱，血糖浓度增高，在体内不能被充分利用，超过肾糖阈，被肾小球滤出而不能完全被肾小管重吸收，以致形成渗透性利尿，出现多尿。由于多尿，水分丢失过多，发生细胞内脱水，刺激口渴中枢，出现烦渴多饮，以此补充水分。由于大量尿糖丢失，机体处于半饥饿状态，能量缺乏，需要补充而引起食欲亢进、食量增加。由于胰岛素不足，机体不能充分利用葡萄糖，脂肪和蛋白质分解加速来补充能量和热量，其结果是体内碳水化合物、脂肪及蛋白质大量消耗，再加上水分的丢失，使病人体重减轻、形体消瘦。

标准型：糖尿病是由于胰岛素分泌不足导致血糖过高、代谢障碍，引起蛋白质、脂肪、水和电解质等一系列代谢紊乱的临床综合征。诊断标准为：糖化血红蛋白 Alc≥6.5%，或空腹血糖≥7.0mmol/L（空腹定义为至少 8h 无能量摄入），或口服糖耐量试验时 2h 血糖≥11.1mmol/L，或伴有典型高血糖或高血糖危象症状者随机血糖≥11.1mmol/L。无明确高血糖症状者应重复检测证实前 3 项。

（中国科学院大学　赵凤俭）

【问题 7 – 29】 如何解读鼻塞流涕的症状？

有些人常表现出鼻塞，流清涕，鼻痒，喉部不适，咳嗽等症状。患者到医院门诊就诊，不负责任的医生没有给患者做仔细的检查，就急匆匆给患者开了一大堆治疗感冒的药物。患者服用了这些药物后，前述症状不能得到明显的改善，还有可能产生副作用，加重了病人的痛苦。如何解读？

表现型：患者鼻塞、流清涕、鼻痒，医生稍不留神就会诊断为重感冒。

原型：由于气候不适或者对某些物质过敏，会使鼻炎患者症状明显地表现出来，虽然咳嗽，但这主要是由于鼻炎引起的伴随症状。

标准型：在自然现象和疾病中也会出现"声东击西"的战略，只有负责任的专业医生才能不被鼻炎的表现型所迷惑，仔细检查，敏锐地发现患者患的是鼻炎而不是感冒。鼻炎患者的鼻子不适更明显，而感冒更多的是全身症状。弄清了病因后对症治疗，才可以治愈患者。

（中国科学院大学　赵明明）

【问题 7 – 30】 如何解读鼻衄、脱发、口腔炎等症状？

小王最近出现流鼻血、贫血、乏力、脱发、口腔炎等症状，如何解读？

表现型：小王最近气色很不好，经常患感冒，并伴

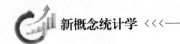

随流鼻血、贫血、乏力、脱发、口腔炎，他认为自己是贫血了。

原型： 经医生仔细询问病史，并做了多项化验检查，医生诊断小王患白血病可能性大。

标准型： 通过临床上一些系列检查，若血红蛋白、红细胞、血小板明显较少，白细胞明显增高或者明显减少，血涂片中骨髓有核红细胞占全部有核细胞50%以下，原始细胞≥30%，则此人很可能患了白血病，需要进一步入院做详细检查。

（中国科学院大学　赵清杰）

【问题7-31】 如何解读左肺下叶炎性浸润？

患者男性，65岁，吸烟30余年，每日30支，感冒后发热、咳嗽、咳痰，拍胸片可见左肺下叶炎性浸润阴影。诊断考虑左下肺炎，给予抗感染药物治疗1周后复查胸片，阴影消失，3月后再次在同一部位出现肺炎表现。如何解读？

表现型： 病人感冒后发热、咳嗽、咳痰，拍胸片可见左肺下叶炎性浸润阴影。临床症状及X线检查均支持肺炎诊断。抗感染治疗有效亦使临床作出感染性肺炎的诊断。

原型： 肺炎除了可由感染原因引起外，还可以由阻塞原因导致。感染是由细菌、病毒等引起，但阻塞往往由肿瘤原因所致，远端分泌物无法排出则容易导致感染，进而使远端肺组织形成阻塞性肺炎。在阻塞因素未完全阻塞支气管管腔时，抗感染治疗亦可使阻塞减轻，抗炎治疗有效，呈现出炎症吸收的表现。该患者反复出现同一部位的感染应怀疑为阻塞性肺炎。

标准型：经纤维支气管镜检查，示左肺下叶开口可见新生肉芽组织，活检病理为鳞状细胞癌。肺炎表现是因为肿瘤组织部分阻塞管腔，致远端分泌物排出不畅导致感染所致。诊断为左肺下叶癌，经手术治疗痊愈。

（军事医学科学院　唐健）

【问题 7 - 32】如何解读成人牙周不齐？

在生活中，经常看到一些人牙周不齐，可能是各个牙齿的排列不齐或是整体向外突出。然而，通过观察他们青少年时期的照片发现，他们的牙齿并不是成人以后我们看到的那样，而是排列有序的。如果没有进行调查，很多人会以为他们的牙齿一直就长得不整齐。如何解读？

表现型：当我们看到一个人的牙周排列不齐时，会认为他的牙齿自长成的那天开始就是不整齐的。

原型：牙齿在青少年时期长成后，是排列整齐的。

标准型：一个人牙齿的成长，除了一些遗传因素或不可逆的重要影响因素之外，幼年时期萌出至青少年时期成牙，一般牙周排列是整齐的，不会出现参差不齐的状况。但是，成年之后，随着智齿的长成，牙齿排列开始移位。因为智齿是所有牙齿中最大的，它需要足够的空间维持生长，所以，它必然会将已经长成的其他牙齿

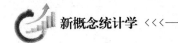

挤开，进而影响到其他所有牙齿，使原本排列整齐有序的牙齿变得歪歪斜斜或是整体向外。

（军事医学科学院　张康）

【问题 7 – 33】 如何解读老人颈根部的"硬疙瘩"？

表现型： 一例老年患者偶然发现左侧颈根部锁骨上区域有一"硬疙瘩"。因无任何不适症状，故未引起重视。但近日发现"硬疙瘩"渐渐长大，愈加明显，来到医院就诊。

原型： 经医生问诊和查体，发现患者有逐渐消瘦的迹象，食量渐少，偶有上腹部不适。且患者有慢性消化性溃疡病史，近期常有早饱症状，偶嗳气、反酸、呕吐等，食欲减退，消瘦乏力，偶有黑便。体检发现上腹部有包块，实验室辅助检查发现肿瘤标志物的值上升，胃镜检查发现癌性溃疡，病理组织活检确诊胃癌。

标准型： 胃癌起源于胃壁表层的黏膜上皮细胞，可发生于胃的各个部位。我国是胃癌发病率和死亡率较高的国家之一。胃癌与胃癌相关癌前病变、饮食习惯不良、长期酗酒及吸烟、有胃癌家族史、长期心理状态不佳、某些特殊职业、幽门螺旋杆菌感染等有关。当胃癌进展到一定的时期就会发生转移。胃癌除了向腹腔播散之外，主要是通过淋巴和血液转移。癌细胞进入淋巴管后沿淋巴管方向运动，当遇到淋巴结后便在此停滞、聚集。每种肿瘤都有特定的淋巴结移动倾向，而胃癌倾向于聚集在胸锁乳突肌后缘与锁骨上缘之间的魏尔啸淋巴结（virchow node），即该患者左侧颈根部的"硬疙瘩"。通过多种检查及病史了解，确诊该患者所患疾病为胃癌。

（军事医学科学院　周延召）

【问题 7 – 34】 如何解读亚历山大·弗莱明发现青霉素？

解读 1

表现型：在 1928 年夏，弗莱明外出度假回来后意外发现一个与空气接触过的金黄色葡萄球菌培养皿中长出了一团青绿色霉菌。在霉菌的周围出现了一圈清澈的环状带，也就是说原先在霉菌周围的金黄色葡萄球菌神秘地失踪了，而环状带之外的金黄色葡萄球菌却正常生长着。

原型：弗莱明将培养皿拿到显微镜下观察，证实在霉菌附近的葡萄球菌已经都死掉了。他马上着手对这种霉菌进行研究，证实它的确具有很强的杀菌能力，即使稀释到 1000 倍后，仍能杀死细菌。1929 年 6 月，弗莱明将他的发现写成论文发表在《实验病理学》杂志上。在文中，他将青霉菌分泌的这种极具杀菌力的物质起名为"盘尼西林"，即"青霉素"。

标准型：青霉素之所以能杀死细菌，原因在于青霉素所含的青霉烷能使细菌细胞壁的合成发生障碍，导致细菌溶解死亡。青霉素是一种高效、低毒、临床应用广泛的重要抗生素，它的研制成功大大增强了人类抵抗细

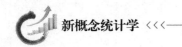

菌性感染的能力，带动了抗生素家族的诞生。

（军事医学科学院　胡晓丰）

解读2

表现型：在培养金黄色葡萄球菌的培养基中，有几个青霉菌落，且其附近不能生长金黄色葡萄球菌。

原型：青霉菌产生了一种能够抑制金黄色葡萄球菌生长的物质，所以青霉菌能在金黄色葡萄球菌的培养基中生长，且产生了抑菌环。

标准型：青霉菌产生并分泌了一种叫作青霉素 G（盘尼西林）的 β－内酰胺类抗生素，它能够抑制细菌细胞壁的形成，导致细菌胞壁缺损，丧失屏障，肿胀变形、破裂死亡。

（军事医学科学院　刘楠）

【问题 7–35】 如何解读浮肿、尿少等症状？

某男性，21 岁，咽部不适 3 周，浮肿、尿少 1 周。患者于 3 周前咽部不适，轻咳，无发热。近 1 周感双腿发胀，双眼睑浮肿，晨起时明显，同时尿量减少，200～500mL/日，尿色较红，院内查尿蛋白（＋＋），血压升高。发病以来精神食欲可，无尿频、尿急、尿痛、关节痛。既往体健，个人史、家族史无特殊。如何解读？

表现型：患者先咽部不适，后又出现浮肿、尿少、尿色较红、蛋白尿、血压增高。此患者泌尿系统可能出了问题。

212

原型：本病常由上呼吸道感染 B 族溶血性链球菌"致肾炎菌株"所致，肾脏出现病变，引起急性肾小球肾炎。

标准型：链球菌感染 1～3 周后，致病抗原导致免疫反应，形成循环免疫复合物沉积于肾小球致病。肾小球内的免疫复合物激活补体，导致肾小球内皮及系膜细胞增生，并可致中性粒细胞及单核细胞浸润，导致肾脏病变，进而出现血尿、蛋白质、水肿及高血压等一系列症状。

（军事医学科学院　林锯）

【**问题 7－36**】如何解读发热病人却感到寒冷？

在炎热的夏天，发热病人在体温上升过程中，体温高于正常体温，同时室温也较高，但是为什么病人自己却感受到寒冷，甚至出现寒战，迫使其加衣甚至穿上棉袄等增温保暖？

表现型：在炎热的天气，患者体温高于正常人却感到寒冷，甚至要采取穿棉袄等保暖措施，让人感觉违背常理，无法理解。

原型：在致热原的作用下，体温调节中枢的调定点上移而引起调节性体温升高。

标准型：发热病人由于内源性或者外源性致热原导致下丘脑体温调节中枢的调定点上移，从而使正常的体温相对异常的体温调定点是偏低的，所以大脑产生冷的错觉，进而使大脑认为需要提高体温，满足调定点的调定数值，致使躯体发生寒冷的表现，导致血管收缩（皮肤苍白）、立毛肌收缩（起鸡皮疙瘩）等以减少散热，同时骨骼肌收缩（战栗产生寒战）加强产热。这个阶段是发热时相的第一个阶段——体温上升期。所以，明明是比较热的天气，有相对高的体温，病人却感觉到寒冷。这个过程是体温主动调节到较高水平，机体的体温调节功能正常，只是体温调定点的上移。

（军事医学科学院　欧振扬）

【问题 7 – 37】 如何解读某女 24 岁患乳腺癌？

表现型：年轻漂亮的李女士近期自觉左侧乳房有一直径约为 2cm 的肿物，触之移动性差，遂就医，活检确诊为乳腺癌。李女士甚为不解，乳腺癌好发于 40～49 岁的女性，但她年仅 24 岁却得此病。

原型：详细询问病史，发现李女士的生活习惯及饮食习惯等均无异常，没有生活或工作在致癌环境中，也无其他肿瘤病史。但李女士的母亲和姥姥均死于乳腺癌，因此怀疑李女士是家族遗传性获得。

标准型：流行病学调查发现，5%～10% 的乳腺癌是家族性的。如有一位近亲患乳腺癌，则患病的危险性增加 1.5～3 倍；如有两位近亲患乳腺癌，则患病率将增加 7 倍。发病年龄越轻，亲属患乳腺癌的危险越大。乳腺癌有明显的家族遗传倾向。经详细检查，发现此患者母系是 BRCA1 突变基因携带者。携带此基因的患者是乳腺癌的高危人群。已有研究证明，大约 70%～85%

的 BRCA1/BRCA2 突变基因携带者，在其一生中将发展成乳癌腺患者。由于遗传原因，该患者由母系获得该基因而导致患乳腺癌。

（军事医学科学院　齐帆）

【问题 7-38】如何解读某男身材矮小且成绩不好？

小刚是一名高中生，他的同学身高都在 170～175cm 之间，而小刚的身高只有 160cm。而且小刚虽然学习刻苦努力，学习成绩却一直十分不好，为什么？

表现型：小刚的身高仅 160cm 并且智力发育障碍。

原型：经过专业医生的检查，认为是由于小刚的甲状腺激素分泌不足才导致这种状况。

标准型：甲状腺激素能促进人体的生长发育和神经细胞的发育与成熟，故小刚的甲状腺激素分泌不足造成了身高和智力的发育异常。找到了病因，就可以对小刚进行对症治疗。

（军事医学科学院　苏仲奕）

【问题 7-39】如何解读尿量极多的症状？

表现型：一女患者尿量达 10L/d，伴多饮、烦渴、脱水貌，行体格检查和实验室检查后初步诊断为尿崩症。

原型：进一步检查发现，患者血液中抗利尿激素含量低，诊断为中枢性尿崩。

标准型：对症治疗后，患者症状得到缓解，但病因

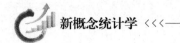

持续不明。其主治医师发现患者血液中嗜酸性粒细胞水平明显增高，大于 $4 \times 10^9/L$，但排除了寄生虫、变态反应等引发嗜酸性粒细胞增高的原因。同时影像学检查显示脑垂体局部受压，可能为抗利尿激素分泌减少的原因。进一步检查，发现为局部嗜酸性粒细胞聚集压迫所致。主治医师给予化疗之后，患者治愈出院。

（军事医学科学院　王林）

【问题 7 – 40】 如何解读村民"被外星人绑架并周游世界"？

表现型：中央电视台"探索发现"节目曾播出有人声称自己曾被外星人绑架。据当事人描述，自己当时正走在村东边的小路上，突然眼前一片白光出现，随即在天空不明飞行物中从天安门、长城、兵马俑上空飞过，还看到巴黎铁塔、自由女神像、金字塔等，他感觉时间过了几天。当他被发现时，正躺在村东小路的草丛里，当时是傍晚，时间过去 9 小时。这样被绑架的情形后来又发生过几次。从周围村民处调查，他从未去过上述地点，却能完整描述那些景色。

原型：该村民接受观察，发现其有癫痫症状，对他的脑电波进行监控，发现放电异常。由于癫痫引发其昏迷，使他脑海里回放电视中看到的影像和场景，像是被外星人绑架周游世界。

标准型：癫痫是癫痫性精神障碍发病的原因，此病可表现为历时短暂的各种异常体验，如各种简单到复杂的幻视、视物变形或躯体感觉性错觉和幻觉，继而有癫痫发作。少数患者发生较为持久的复杂的精神运动性障碍，如外出游荡、不知归家，历时数十分钟到数天不等，事后对上述情况不能回忆。

（军事医学科学院　徐琳）

【问题 7 – 41】如何解读孕妇孕晚期双下肢明显发胖？

表现型：通常，孕妇在妊娠 7～8 个月以后会随着妊娠周期的增加，身体逐渐发胖，体重明显增加。

原型：在妊娠 7～8 个月以后，会出现生理性的水肿，从而出现所谓的"发胖"，主要发生在双下肢，因为体液主要淤积在腿部，从而导致体重增加。

标准型：孕晚期出现生理性水肿，主要是由于子宫压迫造成。增大的子宫会压迫从心脏经骨盆到双腿的血管。血液和淋巴液循环不畅，代谢不良，导致腿部组织体液淤积。孕妇在出现水肿时，在饮食和日常生活方面加以注意，产后数日，导致水肿的因素会逐渐消除，水肿也会随之消除。

（军事医学科学院　易晓阳）

【问题 7 – 42】如何解读女患者双侧乳房大小不等？

一女患者，25 岁，由于月经不调就诊。在体格检查过程中发现，患者的双侧乳房大小不等，左乳房明显小于右乳房。如何解读？

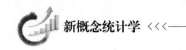

表现型：患者左乳明显小于右乳。

原型：经问诊，得知该女有不良睡姿。双侧乳房本应等大，但患者自幼有左侧卧位的睡姿习惯，影响了左乳的发育。

标准型：在青春期，患者左侧卧位的习惯使左乳受压迫。乳房的发育受雌激素、孕激素的调节，但受压的乳管和左乳动脉不能顺畅地传递雌、孕激素，导致了左乳的发育受阻，而右乳发育正常，故造成了左右乳明显不对称的结果出现。

（军事医学科学院　运松）

【问题 7 – 43】 如何解读婴儿乳糖不耐受症？

表现型：一名出生四个月的婴儿哺乳牛奶后 1 至 2 小时即出现以腹泻为主的症状，伴有腹胀、肠鸣音亢进，大便为水样、泡沫状，严重时出现尿布疹、呕吐、生长发育迟缓。

原型：医院通过对婴儿尿半乳糖检测后发现，饮奶之后，尿液中的尿半乳糖全部来自所饮牛奶，判断此婴儿患有乳糖不耐受症，婴儿小肠黏膜乳糖酶缺乏是主要病因。

标准型：发现病因后，医生嘱咐患儿家属进行预防。首先，采取少量多次摄入乳制品的措施，因为即使乳糖酶缺乏的个体，也可耐受少量乳类，一般乳糖限量为 12 克，不会出现不耐受症状；其次，不宜空腹饮奶，在进食其他食物的同时饮用牛奶，可减轻或避免出现乳糖不耐受症状；最后，也可采用乳糖含量较低同时营养丰富的羊奶或者发酵乳（特别是酸奶）代替鲜牛乳。几种措施并用来避免婴儿出现乳糖不耐受症。

（军事医学科学院　陈文治）

【问题 7 - 44】如何解读中医用不同种药物治疗感冒？

表现型： 中医对同样患有感冒的病人治以不同药物。

原型： 中医运用辨证论治的理论，通过对病人望闻问切判断病情，针对不同的感冒症状及病情轻重来选择不同的感冒药。

标准型： 中医理论认为感冒是自身卫病，是由卫气不固导致不能抵抗外邪所致。感冒分为：风寒感冒——风寒之邪外袭肌表，应以辛温解表、宣肺散寒为主；风热感冒——风热之邪侵袭肌表，应以清热解邪为主；寒包火型感冒——本有内热，复感风寒所致，应二者兼顾治之；暑湿感冒——多发于夏季，兼夹暑湿之气，应以芳香化浊、清热化湿为主；体虚感冒——阴虚、阳虚、气虚、血虚导致外邪侵袭，应以扶正为先；时行感冒——感受四时不正之气，常发生传变，入里化热，应以清热解毒、疏风透表为主。另外，生活中应该加强身体锻炼，培固正气，增强抵抗力。

（军事医学科学院　高艺洋）

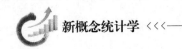

【问题 7 – 45】 如何解读冻疮?

表现型: 某位病人手指多发肿胀性鲜红或暗红色斑疹、丘疹或结节,可见水疱和溃疡,伴瘙痒或烧灼感等症状。

原型: 经医生认真仔细查体,进行全血细胞计数、自身免疫谱等辅助检查,诊断为急性冻疮。冻疮是由于皮肤暴露于零度以下寒冷环境引起的局限性、红斑性炎症损害,是对寒冷、潮湿、非冰冻环境的异常炎症反应,组织学上证实其为一种淋巴细胞性血管炎,导致皮肤系统疾病症状。暴露于寒冷、潮湿的环境是发生冻疮的主要危险因素。在秋冬季,尤其在温带气候地区降温急剧并且环境潮湿时,冻疮较多见,在没有中央供暖的地区最常见。妇女、儿童和老人常受累,儿童发病可能与冷球蛋白或冷凝集素有关。

标准型: 冻疮的治疗原则是挽救濒死皮肤,缩小坏死面积,保护皮下神经组织功能,及时处理各种并发症。医生依据病情,对该病人进行药物治疗与心理辅助治疗,并给出合理膳食、适量运动等生活建议。

(军事医学科学院　郭闻涛)

【问题 7 – 46】 如何解读髋关节脱臼?

表现型: 某位病人外伤后患髋肿痛、活动受限、内收内旋短缩畸形,并有局部红肿热痛的症状。

原型: 经医生认真仔细询问病史、体检并进行 X 线、CT 等辅助检查得知,此患者为外力作用造成的髋关节脱位，进一步分析为髋关节后脱位。后脱位是由于髋关节在屈曲、内收时，受到来自股骨长轴方向的暴力，使韧带撕裂，股骨头向后突破关节囊而造成。后脱位的特有体征是髋关节弹性固定于屈曲、内收、内旋位，足尖触及健侧足背，患肢外观变短，腹股沟部关节空虚，髂骨后可摸到隆起的股骨头，同时有髋关节疼痛及活动障碍的症状。

标准型：髋关节脱位的治疗原则是麻醉后手法复位加皮肤牵引，若手法复位失败或复位后髋臼骨折不能复位，影响关节功能者，行手术切开复位，及时处理各种并发症。医生依据病情，对该病人进行药物治疗、心理辅助治疗，并给出合理膳食等生活建议。

（军事医学科学院　蒋昊）

【问题 7 - 47】 如何解读贫血？

在日常生活中，我们经常见到一些儿童在生长发育的过程中出现下列症状：皮肤黏膜逐渐苍白，以唇、口腔黏膜最明显，头发枯黄，倦怠乏力，不爱活动，或烦躁、注意力不集中，记忆力减退，学习成绩下降，智能多较同龄儿低。如何解读？

解读 1

表现型：患者皮肤黏膜苍白、头晕、耳鸣，实验室检查红细胞及血红蛋白降低，提示贫血。

原型：机体缺铁可引起小细胞低色素性贫血，机体缺乏叶酸或维生素 B_{12} 可引起大细胞高色素性贫血。

221

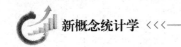

标准型：骨髓、肝、脾及其他组织中缺乏可染色铁，血清铁蛋白、血清铁含量及转铁蛋白饱和度降低，可诊断为缺铁性贫血。巨幼细胞贫血的外周特点为骨髓巨幼样变和维生素 B_{12}、叶酸缺乏，可诊断为大细胞高色素性贫血。在临床判断时，要注意鉴别诊断和治疗。可通过缺铁检查和叶酸、维生素检查做出诊断。

（军事医学科学院　荆娜）

解读 2

表现型：儿童皮肤黏膜苍白、头发枯黄、倦怠乏力、智力偏低，说明这些儿童发育不良，缺乏某种营养物质，临床上常进行血液常规及骨髓象检测。

原型：铁元素摄入不足时，血清铁含量降低，同时骨髓细胞外铁和铁粒幼细胞稀少或缺失，使得造血的原料不足，导致缺铁性贫血；维生素 B_{12} 缺乏使得红细胞直径增大，血清铁、骨髓细胞外铁和铁粒幼细胞都增多，血红蛋白合成障碍，导致巨幼红细胞性贫血。以上这些原因使得儿童单位容积血液内血红蛋白量或红细胞数低于正常值，儿童皮肤黏膜逐渐苍白，生长发育迟缓，智力低下。

标准型：临床确定贫血性质宜从红细胞的大小入手，可先粗略地观察血片上的红细胞直径，若多数小于 $5\,\mu m$，或红细胞大小不均，可能是缺铁性贫血，可进一步测定血清铁含量和做骨髓铁染色检查。若血清铁含量降低，骨髓细胞外铁和铁粒幼细胞稀少或缺失，可确定为缺铁性贫血；若血清铁、骨髓细胞外铁和铁粒幼细胞都增多，则可能是维生素 B_6 缺乏所致；如红细胞直径以大于 $5\mu m$ 的居多，则可能是大细胞正色素性或大细胞高色素性贫血，进一步测定血浆维生素 B_{12} 含量进行佐证。

（军事医学科学院　孙雯）

【问题 7-48】 如何解读头皮长痘痘？

某学生，20 余岁，重庆人，脸上皮肤很光滑细腻，但是头皮上长了很多痘痘。

表现型： 一个 20 多岁面部皮肤光滑的重庆年轻人，头皮上长痘痘。

原型： 重庆人爱吃辛辣油腻，按理说容易长痘，可是其他地方的皮肤状况良好，之所以会只在头发里长，是因为他有一学习就会用手挠抓头皮的不好习惯，导致头皮容易发炎。经过皮肤科专家诊断，这个学生是患了头皮脂溢性皮炎。

标准型： 脂溢性皮炎多见于青壮年，皮疹好发于头皮、眉部、眼睑、鼻及两旁、耳后、颈、前胸及上背部肩胛间区、腋窝、腹股沟、脐窝等皮脂溢出较丰富的部位。头皮脂溢性皮炎是表现于头皮部位的一种由于皮脂腺异常分泌皮脂导致的炎症反应。目前认为本病是在皮脂溢出基础上，皮肤表面正常菌群失调，以糠秕马拉色菌为主的真菌生长增多所致。要预防脂溢性皮炎发生一定要注意自己的日常生活习惯和饮食习惯，注意清洁卫生，饮食注意不要过多食用油腻，要控制糖、脂肪、酒类和辛辣食品的摄入。因为重庆人的饮食习惯就是以油腻辛辣刺激为主，致使人体皮脂分泌旺盛，本就容易发生脂溢性皮炎，加上这个学生经常用不清洁的手挠抓头皮，导致真菌感染，诱发炎症加剧，所以在头皮部分就引起了脂溢性皮炎。要解决这个问题首先要改掉一学习就用手抓头的坏习惯，养成良好卫生的生活习惯，并按脂溢性皮炎的一般治疗原则进行治疗。限制多糖、多脂饮食，忌食刺激性食物，避免搔抓，生活起居规律，然后再谨遵医嘱进行去脂、杀菌、消炎和止痒的局部治疗。

（军事医学科学院　孔祥瑞）

【问题 7 – 49】 如何解读慢性胆囊炎？

表现型： 某中年男性患者，因右肩背部疼痛入医院骨科就诊。因在问诊时提及近日曾从事重体力活动，故医生诊断其为右肩背部肌肉拉伤，并予以对症治疗，治疗一段时间后，其右肩背部疼痛不但未缓解反而加重，并新增右上腹疼痛症状。

原型： 因新增右上腹疼痛症状，患者又分别入医院消化内科、普外科就诊，问诊时又提及其曾有厌油脂饮食、腹胀、嗳气等消化道症状，又根据辅助检查，综合诊断为慢性胆囊炎，并予以治疗。治疗后其肩背部疼痛随之消失，说明此症状是由慢性胆囊炎引起，并非肌肉拉伤。

标准型： 慢性胆囊炎可引起肩背部皮肤疼痛，这属于一种典型的"牵涉痛"，即某些内脏器官病变时，在体表一定区域产生感觉过敏或疼痛的现象，其体表疼痛部位并不只限于发病内脏附近，亦可远离发病部位，其机理可能是病变的内脏神经纤维与体表某处的神经纤维汇合于同一脊髓段。故诊断时应当全面系统，切忌"头痛医头，脚痛医脚"。

（军事医学科学院　李利忠）

【问题7-50】 如何解读腱鞘炎？

表现型：患者手指屈伸活动受限，用力屈伸时手指疼痛。医学教科书上明确指出，腱鞘炎的突出标志是患指屈伸活动时有疼痛、不适感。

原型：患者患指屈肌腱与腱鞘反复摩擦、挤压，发生局部充血、水肿，继而局部变性、粘连，并引发疼痛，致使患指屈伸受限、活动困难。

标准型：在生活中，很多人对于手指屈伸受限、活动困难不以为然，尤其是一些电脑操作员、手工劳动者，觉得缓两天就会好。其实腱鞘炎又称为"弹响指""扳机指"，是临床上常见的手部慢性软组织损伤疾患，是由于患者长期从事手部劳动或进行局部硌压，使指屈肌腱与腱鞘反复摩擦、挤压，继而发生局部变性、粘连。当手指屈伸活动时，肌腱膨大部分通过狭窄的腱鞘滑车，便出现手指的弹跳动作，并引发疼痛，致使患指屈伸受限。当腱鞘滑车变性、粘连较重时，则会造成指屈肌腱嵌顿，患指被动固定于屈指或伸指位置，活动困难。

（军事医学科学院　梁洁）

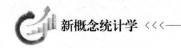

【问题 7 – 51】 如何解读贫血患者面色苍白?

表现型: 临床常见一些病人,无内外伤导致的失血,但是面色苍白。初步检查发现:成年男子的血红蛋白含量低于 12.0g/dL,成年女子的血红蛋白含量低于 11.0g/dL,其余身体指标正常。

原型: ①缺铁性贫血:造血的原料铁摄入不足,导致红细胞内铁缺乏,血红素生成减少,血红蛋白含量降低,血细胞形态正常,但携氧能力减弱;②巨幼红细胞型贫血:缺乏叶酸时,5′ – 胸腺嘧啶脱氧核苷酸合成受阻,DNA 合成障碍,细胞有丝分裂减少,出现巨幼红细胞,导致血红蛋白含量降低,携氧能力下降。

标准型: 在实际的诊断中,要注意鉴别。缺铁时,红细胞形态基本正常,血红蛋白含量降低,补充铁短时间就能达到极好的疗效;缺叶酸时,出现大量巨幼红细胞,同时血红蛋白降低,补充叶酸后一段时间能够得到良好效果。

(军事医学科学院　刘楠)

【问题 7 – 52】 如何解读尿中泡沫?

某人近一段时间以来,小便看起来像啤酒一样,尿中有很多泡沫。如何解读?

表现型: 此人尿中起泡沫,尿液中可能含有蛋白质,而正常人尿液中不应该含有蛋白质。

原型: 蛋白质是对人体有用的成分,正常人血液通过肾脏时,可以将蛋白质全部回收利用,当肾功能受到损害以后，肾脏无法将通过肾脏血液中的蛋白质全部回收，导致部分蛋白质经肾脏丢失，从而使尿液中蛋白质含量增高，小便呈泡沫样。

标准型： ①肾功能检查中尿素氮和肌酐明显升高，提示肾功能受损；②应及早发现高血压或糖尿病，尤其是临床上不典型的高血压或糖尿病，积极控制，避免肾脏损害；③长期口服 ARB 类（血管紧张素受体阻断剂）药物，减少蛋白质从尿液中排出。

（军事医学科学院　祁园园）

【问题 7 – 53】 如何解读肩颈疼痛而影像学检查无异常？

某青年时常肩颈部疼痛，去医院进行影像学检查并未发现异常。如何解读？

表现型： 肩颈疼痛，而影像学检查无异常，故此人没病。

原型： 此人经常伏案工作，坐姿不标准，且缺乏运动，身体处于亚健康状态。

标准型： 长期伏案工作、坐姿不正，会导致局部肌肉僵化，影响正常的血液循环，经络受阻，气血不畅，但尚未造成病理性改变，所以影像学检查无异常。针对这种情况，建议坚持标准坐姿，工作一段时间后起身活动一下身体，让肌肉、关节适当休息放松，平日加强身体锻炼，正所谓"痛则不通，通则不痛"。

（军事医学科学院　任文静）

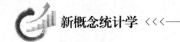

【问题7-54】 如何解读肝吸虫感染？

表现型： 某人近期出现发作性上腹部疼痛，腹部胀满、纳差、乏力、黄疸、皮肤瘙痒。

原型： 血常规示白细胞总数增至 $10.83 \times 10^9/L$，其中嗜酸性粒细胞百分比增至 72%（正常 0.4% ~ 8.0%）；B 超显示右肝增大；肝功异常，谷丙转氨酶和转肽酶水平上升；骨髓穿刺显示骨髓增生明显活跃，粒系增生明显活跃，嗜酸性细胞 38.5%；查见肝吸虫抗体阳性；大便涂片查见肝吸虫卵。

标准型： 患者发病前 1 个月曾生食泥鳅七八条，导致肝吸虫感染。肝吸虫排出的分泌物和代谢产物会引起变态反应，引起机体产生抗肝吸虫抗体；变态反应导致嗜酸性粒细胞增高和皮肤瘙痒；肝胆管内虫体增多和虫体活动压迫胆管壁发生堵塞，导致患者出现上腹部疼痛、消化不良、食欲减退和腹胀等症状。

（军事医学科学院　沈宁）

【问题7-55】 如何解读酞胺哌啶酮导致新生儿畸形？

表现型： 1961 年 10 月，在原西德妇产科医生的一次学术会议上，有 3 位医师分别报告发现有数千名新生儿发生畸形。这些畸形婴儿没有臂和腿，手和脚直接长在躯干上，样子像海豹，故称为"海豹肢畸形"（或"海豹儿"）。不久，"海豹儿"相继在英国、澳大利亚、加拿大、日本及巴西等国出现，畸形种类包括无肢、半肢、无手无足或无指、缺耳、无咽等。而在美国，"海豹儿"极少发生，只有数例出现。

原型：造成婴儿海豹肢畸形的罪魁祸首是妇女怀孕初期服用的"反应停"。"反应停"是商品药名，它的化学药名为"酞胺哌啶酮"，1953 年在德国首先被合成出来，作为镇静剂用于临床，并且多用于孕妇的妊娠早期止吐。

标准型：学者展开了流行病学调查，发现新生儿畸形的发生率与反应停的销售量呈一定的相关性，遂对反应停的安全性产生怀疑，之后的毒理学研究显示，反应停对灵长类动物有很强的致畸性。该事件对人们认识药物不良反应及建立完善的药品审批和不良反应检测制度起了至关重要的作用。在美国，反应停遇到了美国食品药品监督管理局（FDA）冗长而繁琐的市场准入调查，一些 FDA 官员认为，反应停的动物实验获得的药理活性和人类实验结果有极大差异，由动物实验获得的毒理学数据并不可靠，最终没有进入美国市场。

（军事医学科学院　王欢欢）

【问题 7 - 56】 如何解读智齿发炎会引起咽部炎症？

某患者近半年经常感觉嗓子发干，有异物感，去内科诊断为咽炎，开清热解毒、消炎类药物，吃药好转，过一段时间又犯，反复无常。

表现型：患者嗓子经常不舒服，吃药好转，过段时间又犯，减少辛辣、刺激食物的摄入，多喝水，咽炎仍

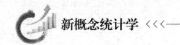

反复发作。

原型：经口腔科检查，是智齿发炎引起的咽部炎症。

标准型：长智齿时常因萌出位置不足，导致智齿萌出不全而异位或阻生，牙冠部分外露于牙龈之外，部分被牙龈覆盖。牙龈与牙体之间形成一个较深的狭窄盲袋，容易藏污纳垢，造成细菌繁殖，一般刷牙漱口难以清洗干净，加之冠部牙龈易因咀嚼食物而损伤，形成溃疡，当全身抵抗力下降、细菌毒力增强时，便可引起牙冠周围组织炎症，口腔内的炎性分泌物反复刺激咽部导致咽炎。进行消炎处理，拔掉智齿后咽炎很少再发作。

（军事医学科学院　王建英）

【问题 7 - 57】 如何解读"是药三分毒"？

表现型：不少人认为中药大多数来源于天然的动植物，比化学药品平和安全，因此没有毒副作用。甚至大多数人都认为"补药无害，多多益善，有病治病，无病强身"，因而任意滥用，乱役药石，导致毒副作用的发生。

原型：其实并没有完全无毒副作用的药物。《黄帝内经》中也强调"药者，毒也"。中药如果使用不当或用量太大也可能使病情加重或产生新的病症。而有些体质较弱的人，根本就不适合长期进补，即使是滋补药，乱用乱服同样也可发生严重的毒副作用。

标准型：药物就是药物，只是用来攻克疾病的，不似一个人维持生存必需的空气、水和食物。即使是中药也要注意合理使用，不能贪多滥用，要遵照医嘱服用，善于辨证施治。明白"是药三分毒"的道理，把握"三分治，七分养"的用药理念，才是人们健康的养生之道。

（军事医学科学院　杨晓曦）

【问题 7 - 58】如何解读人脸两侧老化程度不同的现象？

某国外报纸报道，有一位 40 岁左右的人脸的两侧老化程度不同，左侧为实际年龄的老化程度，右侧则为 70 岁年龄的老化程度。

表现型：脸的两侧老化程度不一致。

原型：脸两侧老化程度应该一致，老化程度不一致，必然是由某种原因使两侧脸受到的刺激不同。

标准型：此人为送货司机，由于驾驶室座位在右侧，所以右边的窗户常年开着，使右侧脸接受紫外线照射的时间较长而较易老化，所以脸两侧的老化程度不一致。

（军事医学科学院　周涛）

【问题 7 - 59】如何解读凝视绿花后看白墙却看到红花？

用眼睛注视一朵绿花约一分钟，然后将视线转向身后的白墙，在白墙上将看到一朵红花。如何解读？

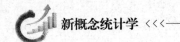

表现型：白墙上并没有出现任何物体，人们在注视绿花后却看到一朵红花。

原型：这是视觉后像所引起的。人们的视网膜上存在着一对对抗的视素——红－绿视素。当注视绿花一段时间后，对绿色敏感的神经元产生疲劳，将视线转向白墙时，绿色成分被抑制，而对红色敏感的神经元异常兴奋，从而看到红花。

标准型：刺激物对感受器的作用停止以后，感觉现象并不立即消失，它能保留一个短暂的时间，这种现象叫后像。后像分为两种：正后像和负后像。后像的品质与刺激相同叫正后像，后像的品质与刺激相反叫负后像。如在注视电灯光之后闭上眼睛，眼前会出现灯的一个光亮形象位于黑色背景之上，这是正后像；之后可能会看到一个黑色的形象出现在光亮的背景之上，这就是负后像。看到红花就是颜色视觉的一种负后像。

（中国科学院大学　唐薇）

（本章　胡良平　陶丽新）

第八章
用统计思维与三型理论解读心理问题

【问题 8-1】 如何解读"霍桑效应"？

霍桑效应（Hawthorne Effect）起源于 1924 年至 1933 年间的一系列试验研究，由以哈佛大学心理专家乔治·埃尔顿·梅奥（George Elton Mayo）教授为首的研究小组提出。"霍桑"是美国西部电气公司坐落在芝加哥的一间工厂的名称，梅奥教授等人最先在该工厂进行一项研究，探讨一系列控制条件（薪水、车间照明度、湿度、休息间隔等）对员工工作表现的影响。研究中意外发现，各种试验处理对生产效率都有促进作用。他们选定了继电器车间的六名女工为观察对象。在七个阶段的试验中，试验者不断改变照明、工资、休息时间、午餐、环境等因素，希望能发现这些因素和生产率的关系。但是很遗憾，不管外在因素怎么改变，试验组和对照组的生产效率都一直在上升。后来发现，人不仅仅受到外在因素的刺激，更有自身主观上的激励。当这六个女工被抽出来成为一组的时候，她们就意识到了自己是特殊的群体，是试验的对象，是这些专家一直关心的对象，这种受注意的感觉使得她们加倍努力工作，以证明自己是优秀的，是值得关注的。另一方面，这种特殊的

233

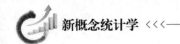

地位使得六个女工之间团结得特别紧密，谁都不愿意拖这个集体的后腿，她们之间甚至形成了一种默契。就这样，个人微妙的心理和团队精神促使着她们的产量上升再上升！由于受到额外的关注而引起绩效或努力上升的情况我们称之为"霍桑效应"。如何解读？

解读1

表现型：劳动生产率受工作条件和环境等外在因素影响，工人的劳动生产率应该会随着外在环境的好坏而上升或下降。但实际上，不论环境如何改变，工人们的劳动生产率都在上升，与试验预期不符。

原型：工人因意识到自己是受试对象，受到额外关注而加倍努力工作，以至于工作绩效一直上升。

标准型：霍桑效应是心理学上的一种试验者效应，是指被观察者知道自己成为被观察对象而改变行为倾向的反应。霍桑效应在管理、经济、教育、医学等方面得到了广泛的应用。以前的管理把人假设为"经济人"，认为金钱是刺激积极性的唯一动力，霍桑试验证明了人是"社会人"，是复杂的社会关系的成员，因此，要调动工人的生产积极性，还必须从社会、心理方面去努力。以前的管理认为生产效率主要受工作方法和工作条件的制约，霍桑试验证实了工作效率主要取决于职工的积极性，取决于职工的家庭和社会生活及组织中人与人的关系。以前的管理把物质刺激作为唯一的激励手段，而霍桑试验发现，工人所要满足的需要中，金钱只是其中的一部分，大部分的需要是感情上的慰藉、安全感、和谐感、归属感。因此，新型的领导者应能提高职工的满足感，善于倾听职工的意见，使正式团体的经济需要与非正式团体的社会需要取得平衡。霍桑效应应用在企业管理和领导行为上卓有成效，基于霍桑效应的心理暗示还可以治疗抑郁、自卑、紧张等各种心理疾病。霍桑效应告诉我们：从旁人的角度，善意的谎言和夸奖可以造就一个人；从自我的角度，你认为自己是什么样的人，你就能成为什么样的人。

（中国科学院大学　乔艳华）

解读 2

表现型：有一所国外的学校，在入学的时候会对每个学生进行智力测验，以智力测验的结果将学生分为优秀班和普通班。结果有一次在例行检查时发现，一年之前入学的一批学生的测验结果由于某种失误被颠倒了，也就是说现在的优秀班其实是普通的孩子，而真正聪明的孩子却在普通班。但是这一年的课程成绩却如同往年一样，优秀班明显高于普通班。

原型：原本普通的孩子被当作优等生关注，他们自己也就认为自己是优秀的，额外的关注加上心理暗示使得丑小鸭真的成了白天鹅。所以即使本身智商不高，也可以成为优等生。

标准型：积极心理暗示对于抑郁、自卑、紧张等各种心理疾病都有积极的治疗作用，根据智商分错班的原本智商一般的同学也可以保持优秀。

（中国科学院大学　钞淼）

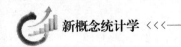

【问题 8 – 2】 如何解读人的"暴力倾向"?

表现型: 有一部分人有暴力倾向, 喜欢打砸物品, 难以控制自己的情绪, 仇视他人。

原型: 在心理学上, 通过心理咨询等方法了解到, 其实这部分人大多在幼年时受到过成年人的虐待或者其他创伤, 导致心理上极度缺乏安全感, 不相信他人, 只有通过暴力方式让他人恐惧才能获得安全感, 暴力是一种心理防卫的表现。

标准型: 事实上, 可能有多种原因导致一个人有暴力倾向或行为。其一, 可能由某种特定的基因型所决定, 例如其可能有两个 Y 染色体; 其二, 可能与此人成长的家庭或社会环境有关, 如过早地离开亲生父母、多次受到过不平等的待遇或歧视等, 导致其心理上出了问题; 其三, 可能与此人后天的学习和修养不够有关。

(中国科学院大学 陈炜)

【问题 8 – 3】 如何解读《呼啸山庄》?

呼啸山庄的主人, 乡绅欧肖先生带回来了一个身份不明的孩子, 取名希斯克利夫, 他夺取了主人对小主人亨德雷和妹妹凯瑟琳的宠爱。主人死后, 亨德雷为报复, 把希斯克利夫贬为奴仆, 并百般迫害。可是, 凯瑟琳跟希斯克利夫亲密无间, 青梅竹马。后来, 凯瑟琳嫁给了画眉田庄的文静青年埃德加, 希斯克利夫愤而出走。三年后, 希斯克利夫致富回乡, 进行疯狂地报复, 通过赌博夺走了亨德雷的家财, 使亨德雷本人酒醉而死，儿子哈里顿成了奴仆。他还故意娶了埃德加的妹妹伊莎贝拉进行迫害。内心痛苦不堪的凯瑟琳在生产中死去。十年后，希斯克利夫又施计使埃德加的女儿小凯瑟琳嫁给了自己即将死去的儿子小林顿。埃德加和小林顿都死后，希斯克利夫最终把埃德加家的财产也据为己有。复仇得逞了，但是他无法从对死去的凯瑟琳的恋情中解脱出来，最终不吃不喝苦恋而死。小凯瑟琳和哈里顿继承了山庄和田庄的产业，两人终于相爱，去画眉田庄安了家。

表现型：即小说本身，描述了主人公希斯克利夫的爱情和复仇的故事。

原型：小说是对爱与恨最美的诠释，强烈的爱、狂暴的恨，以及由之而起的无情的报复。希斯克利夫的到来使一个家庭失去了平衡，失去爱的亨德雷自然会不满。我们不必要一个小孩子去宽容，世上又有几个人能真正做到宽容呢？随之而来的是一连串的报复，亨德雷对希斯克利夫，希斯克利夫对亨德雷和埃加德。哈里顿成了亨德雷的牺牲品，伊莎贝拉成了埃加德的牺牲品。因为仇恨，希斯克利夫甚至宁愿看着自己的儿子一天天接近死亡，最终死去，他已被仇恨完全控制。当然，他也有爱，对凯瑟琳的爱，但是他们虽彼此相爱却没能在一起。爱与恨之间，有时那样遥远，有时却又那样接近。在爱与恨的选择中，希斯克利夫是个悲剧，无法想象，当他陷入对往事的回忆与对凯瑟琳的向往时，他是多么的痛苦，但最后的他是幸福的——当他笑着死去

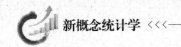
时，他也从恨中得到了解脱。

标准型：作品以艺术想象的形式表达了十九世纪资本主义社会中的人在精神上所承受的压迫、紧张与矛盾冲突。希斯克利夫的反抗是一种特殊的反抗，是那些在肉体上和精神上被维多利亚时期的社会条件与社会关系压迫了的工人的反抗。希斯克利夫后来的确不再是个被剥削者，然而也的确因为他采用了统治阶级的标准，以一种甚至使统治阶级本身也害怕的残酷无情的手段进行报复，使得在他早期的反抗中和在他对凯瑟琳的爱情中所保有的人性价值也消失了。在凯瑟琳与希斯克利夫的关系中所包含的一切，在人类的需求和希望中所代表的一切，只有通过对压迫的积极反抗才能体现。他们那种不为世俗所压服、忠贞不渝的爱情也正是对他们所处的被恶势力所操纵的旧时代的一种顽强反抗，尽管他们的反抗是消极无力的，但他们的爱情在作者笔下却终于战胜了死亡，境界得到升华。

（中国科学院大学　丰昱）

【问题 8 - 4】如何解读"罗森塔尔效应"？

在校园里普遍存在着这样一种现象：教师似乎特别偏爱成绩好的学生，成绩好的学生总是受到最多的表扬和鼓励。如何解读？

表现型：人们普遍认为，教师偏爱学习好的学生是因为这些孩子天生聪明、智商高，所以学习成绩好，因此相较于其他学生，教师对这些孩子给予更多关注，赋予他们更多特权，如担任班级委员、被评为"三好学生"等。

原型：这事实上是心理学中的罗森塔尔效应（又称皮革马利翁效应或期望效应）。美国心理学家罗森塔尔考查某校，随意从每班抽3名学生共18人写在一张表格上，交给校长，极为认真地说："这18名学生经过科学测定全都是智商型人才。"事过半年，罗森又来到该校，发现这18名学生的确超过一般，进步很大。再后来，这18人全都在不同的岗位上干出了非凡的成绩。这一效应就是期望心理中的共鸣现象。罗森塔尔的"权威性谎言"发生了作用，因为这个谎言对教师产生了暗示，左右了教师对名单上学生的能力的评价。而教师又将自己的这一心理活动通过情绪、语言和行为传染给了学生，使他们强烈地感受到来自教师的热爱和期望，变得更加自尊、自信和自强，从而使各方面得到了异乎寻常的进步。因此是教师的关注导致了这些孩子更为优秀，而不是因为这些孩子优秀而导致关注。

标准型：罗森塔尔效应对被期待者应该说具有积极的意义，特别是对那些所谓的"差生"更具有特殊的意义。其实，只要是常人，如果受到教师的期待、关心、帮助、爱护，那么他就会得到发展，就会向着教师期待的方向变化，这就是罗森塔尔效应的积极作用。可见在学校教育中，教师应当对学生给予期待、关怀。首先，学校教师要有意识地告诉学生自己对他们的期望，并使之变成他们的"自我期望"。其次，学校教师要让学生明白"期望"实现后的所有好处，以及达不成期望时会产生的种种不良后果。第三，学校教师还要使学生坚信，只要努力，这个期望一定能变成现实。第四，学校教师要帮助学生制订实践这一期望的具体计划，把这一期望具体化、行动化，并使学生从中感受实践期望的乐趣，克服实践期望中的挫折，不断鼓励、支持他们朝这一期望方向前进。

（中国科学院大学　高忆）

【问题 8 - 5】 如何解读人们的"见死不救"？

解读 1

在美国，有一个年轻女子在一个居民楼的楼下被歹徒抢劫，她大声呼喊救命，楼上有几十户人先后听见了呼唤，但是却没有人下楼制止歹徒，最后女子被歹徒残忍地杀害了，才有人报警，可是一切为时已晚。为什么那些人见死不救，不去帮助那个女子，难道他们都是冷血动物吗？他们都不近人情吗？如何解读？

表现型：几十户人家听见女子被抢，甚至被杀，都见死不救，他们都不近人情。

原型：其实，这种现象的背后是有其他的原因的。在场的几十户人都误以为其他目击的人会伸出援手，其他人会去帮助那个女子，结果大家都这么想，就没有人出手相救了。

标准型：研究者根据这个现象，研究发现了责任均摊的理论，就是说当一个任务由很多人来完成时，大家会互相推脱，导致整个事情不能高效地完成。所以，为了避免责任均摊，要规定每个人具体的责任，就像以上的那个例子，要是女子找到其中的一户人家让其帮助，也许惨剧就不会发生了。

（中国科学院大学　耿海洋）

解读 2

1964 年 3 月 13 日凌晨 3 时 20 分，在纽约郊外某公寓前，一位叫朱诺比白的年轻女子在结束酒吧间工作回家的路上遇刺。她绝望地喊叫："有人要杀人啦！救命！救命！"听到喊叫声，附近住户亮起了灯，打开了窗户，凶手吓跑了。当一切恢复平静后，凶手又返回作案。当她又喊叫时，附近的住户又打开了电灯，凶手又逃跑了。当她认为已经无事，回到自己家上楼时，凶手又一次出现在她面前，将她杀死在楼梯上。如何解读？

表现型：在这名女子受到威胁的过程中，尽管她大声呼救，她的邻居中至少有 38 位到窗前观看，但无一人来救她，甚至无一人打电话报警。

原型：周围的住户知道这名女子面临威胁，但是他们也觉察到有其他人也知道这名女子面临威胁，因此，人人都产生了"就算我不去救她，也会有其他人去救她"的想法，结果却导致无一人来救。原因就在于每个人都不想承担责任，都想让其他人来承担责任。

标准型：这是心理学中的"责任分散效应"。当别人遇到紧急情境时，如果只有他一个人能提供帮助，他会清醒地意识到自己的责任，对受难者给予帮助。因为如果他见死不救，就会产生罪恶感、内疚感，这需要付出很高的心理代价。但是如果有许多人在场的话，帮助求助者的责任就由大家来分担，造成责任分散，每个人分担的责任很少，旁观者甚至可能连他自己的那一份责任也意识不到，从而产生一种"我不去救，会由别人去救"的心理，造成"集体冷漠"的局面。提供帮助似乎对于每一个人来说都成了别人的事。我国古代的谚语"一个和尚挑水喝，两个和尚抬水喝，三个和尚没水喝"也可以视为"责任分散效应"。新闻中经常报道的"大街上有人偷东西但周围人却在围观，没有人站出来提供帮助"这种类似的事件，其标准型也是"责任分散效应"。

（中国科学院大学　周晓燕）

【问题 8－6】如何解读平面图中的"空间折叠"（图 8－1）？

表现型： 画家鬼斧神工地利用了人们的视觉惯性。

原型： 视觉系统和更高层次的神经系统参与了对图像的处理，画中的景物都很寻常，因此画家通过人类高级神经系统的特点制造出不同的空间感。

标准型： "格式塔心理学"认为，人们在观看图像时，眼脑并不是在一开始就区分一个形象的各个单一的组成部分，而是将各个部分组合起来，使之成为一个更易于理解的统一体。如果一个格式塔中包含了太多的互不相关的单位，眼脑就会试图将其简化，把各个单位加以组合，使之成为一个知觉上易于处理的整体。如果办不到这一点，整体形象将继续呈现为无序或混乱状态，从而无法被正确认知，简单地说，就是让人看不懂或无法接受。

（中国科学院大学　贾铭玥）

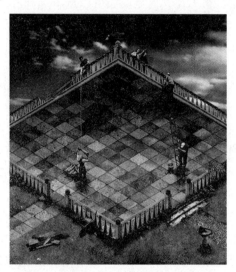

图 8 - 1　空间折叠

【问题 8 - 7】如何解读"男人通常比较花心"？

影星成龙曾言："犯下天下男人都会犯的错。"这句话反映了生活中的一个很常见的现象：男人通常比较花心。如何解读？

表现型：男女恋爱时，男生会表现得比较花心，比

243

如逛街时会偷偷地去看打扮得比较靓丽的女生，生活中会搭讪、挑逗其他女生。这些现象会让女生没有安全感，胡思乱想，认为男生不再喜欢自己，进而会控诉男生，而男生会认为女生无理取闹，于是一段本来很美好的感情就会出现问题。

原型：男人比女人更花心可以从生理和心理上找到原因。生理因素：①从原始社会，男性担任狩猎、保护女性、延续生命的角色，雄性动物的竞争性、掠夺性使男性形成生理上比女性更强的性张力和性冲动。②在人类发展进化中，男性因为杀死同性而获得异性的青睐，保证自己的血脉得以延续，在这个过程中逐渐保留了动物的本能和特性。③人群中有一些对多巴胺等"上瘾"的人，他们会通过另寻新欢刺激体内产生更多的此类激素。心理因素：古代一夫多妻制及对女性道德贞操高要求的传统观念从心理上给男性花心给予了支持。

标准型：人是有理性、有责任感的高级社会化的动物，我们可以通过社会规范、道德、责任等对男性花心行为进行约束。如果是因为一些心理原因导致的花心，比如因为内心空虚、缺乏自信心和自尊感，什么都想要，什么都不想放下，不愿承担责任等，可以通过心理咨询、心理治疗得以解决。

（中国科学院大学　李以玲）

【问题 8 - 8】如何解读明知吸烟有害健康却仍享受吸烟？

香烟盒上都印有"吸烟有害健康"的字样，吸烟者也懂这句话的意思，可为什么他们就是要吸烟？而且他们吸烟的时候看起来很享受。如何解决？

表现型：吸烟者的确对这句话的警示意义熟视无睹，而且他们在抽烟的时候表现出一种享受和满足的样子。

原型：香烟中含有许多对人体有害的物质，主要有尼古丁和焦油，其中尼古丁是主要的成瘾源。尼古丁又称烟碱。是一种无色透明的油状挥发性液体，具有刺激的烟臭味，从纸烟烟雾中吸入的尼古丁只需 7.5 秒就可以到达大脑，使吸烟者感到一种轻柔愉快的感觉，它可使中枢神经先兴奋后抑制。尼古丁在血浆中的半衰期为30 分钟，当尼古丁低于稳定水平时，吸烟者会感到烦躁、不适、头疼、恶心并渴望吸一支烟以补充尼古丁。当吸烟者再次吸完一支烟后，重新表现出一副满足舒服的样子，貌似是一种享受，实则对吸烟者的身体造成了极大的伤害。

标准型：当下社会，来自各方面的压力使得许多人都喘不过气来，于是有些人就靠吸烟来缓解心中压力，一旦上瘾，极难戒掉。建议大家可以通过其他方式解压，以减轻对人体的伤害。

（中国科学院大学　连仲民）

【问题 8 - 9】如何解读研究生刚入学时的身体不适？

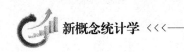

某研究生在刚入学的那段时间感觉身体不适,好像整个消化系统都紊乱了,便秘严重,没有食欲,食量大减,食后难以消化,并时而感觉食道里堵满了气而无法排出。他身体一直挺好,最近也没有经受什么创伤,如何解读?

表现型:根据上述症状,患者看似是患了胃病,校医院医生按照胃病治疗,可是一个多星期后无明显疗效。患者后来去某综合医院做检查,排除了肝、胃、胆等消化器官的问题。

原型:患者因近期压力大,情绪郁闷,外加运动量少,造成肝胃不和,气血不畅。他自己反思才发现,原来是对现今的研究生生活有些失望,对未来也比较迷茫,才导致情绪不好,最终表现为身体上的不适。找到了真正病因,也就能找到治疗方法。

标准型:首先调节自己的情绪,要认清现状并接受现实,制订好自己的未来规划,并集中注意力做好眼前的事情。其次增加运动量,逐渐增加食欲和食量。同时通过中药进行调理。

(中国科学院大学　刘倩)

【问题 8 -- 10】 如何解读小男孩砸花盆屡遭斥责却不悔改?

一位非常喜欢园艺的老人总是把他家的花园打理得漂漂亮亮。不料,新搬来的邻家小男孩非常调皮,经常用石头砸破老人的花盆。老人气急败坏地怒斥小男孩。

小男孩不但没有悔过，反倒觉得老人吹胡子瞪眼的样子非常滑稽，因此想尽办法给老人的花园制造麻烦，周而复始，老人非常头疼。如何解读？

表现型：老人因为花盆被砸坏而斥责小男孩，希望他能改过，以后不要再破坏他的花园，可是这种斥责没有起到任何效果。

原型：小男孩通常比较调皮贪玩，一开始他可能是无意砸坏了老人的花盆，但因为觉得老人生气的样子非常好笑，所以升级了他的"破坏行动"。从心理学角度看，这是因为小男孩的行为受到了内部强化，从而使行为的发生频率增加。这里的内部强化就是看到老人滑稽的样子让他觉得好玩。人总是趋乐避苦，因此"快乐"的内部强化力量非常强大，而且对于一个不懂事的小孩子来说，更是以追求快乐为第一原则。可以说，正是因为老人不恰当的处理方法，使得小男孩破坏花园成为一种"内控"的寻求娱乐的行为。

标准型：正确的处理方法应该是先将内控行为转为外控行为，即让附加的外在理由取代行为原有的内在理由而成为行为的支持力量，然后撤除驱使人们做出某种行为的外部条件，从而消除该行为。具体来说，老人可以试着跟小男孩"谈判"，例如，若小男孩每周砸烂一个花盘，老人就给男孩三块钱，想必小男孩很乐于这笔"交易"。持续一段时间后，老人拒绝继续支付三块钱，男孩会因为觉得交易不划算，而不再搞破坏。这就是社会心理学中非常著名的"过度理由效应"。它带给我们

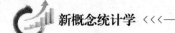

的启示就是，在"激励"的过程中，最好是激发人们的内部动机，如自尊心、上进心，而不是用外部奖励的方式促进某种行为，如发奖金。

（中国科学院大学　刘睿）

【问题 8 – 11】 如何解读反日游行中出现的"打砸抢"？

表现型：在全国各地进行的"反日购买钓鱼岛"游行中，出现了很多打砸抢烧事件，很多中国人的日系私家车被砸坏、中国人开的日货店被毁坏、日企在华店铺也被破坏。大家游行的本来意愿是抗议日本非法购买钓鱼岛，因为钓鱼岛自古以来就是中国的领土，日本的这种做法是每个中国公民所反对的，所以游行的本意是正确的，是好的，但在实际中却发生了上述暴力事件，好像在群体中大家受了某种煽动、感染，做出了平时完全不可能做出的行为。

原型：其实在现实生活中，这种在群体中做出反常行为的现象很多，比如当某个足球队的球迷因为自己的球队输球而聚集在一起闹事的时候，他们往往做出自己平时想都不敢想的事情，像烧汽车、砸商店，甚至杀人放火。这种现象在心理学中得到了大量研究，最初被称为"社会传染"，即激动的群体倾向于有相同的感受和行为，因为个体的情绪可以传染给群体。后来社会心理学家津巴多（Zimbardo）将这种现象称为"去个体化"，是指在某些情境中，个体的自我认同被团体认同所取代，个体越来越难以意识到自己的价值与行为，而是集中注意力于团体情境上。去个体化的特点是：个体责任感丧失，团体行为敏感度增加；个体自我意识减弱，群体意识增强。

标准型：社会心理学家对"去个体化"现象进行了大量研究。津巴多认为，这种现象产生的原因主要与三个方面的因素有关：唤起（arousal）、匿名性（anonymity）及责任分散（diffused responsibility）。而其他心理学家对去个体化的解释主要有两个方面：①匿名性。匿名性是引起此现象的关键，团体成员越隐匿，他们就越觉得不需要对自我认同与行为负责。在一群暴民中，大部分人觉得他们不代表自己，而是混杂在群体中，也就是说没有个体认同。研究者在实验中设置了两个条件组，一组4个被试者彼此以名字相称，并且将自己的名牌挂在胸前，而另一组4个被试者则穿着宽大的衣服，围着头巾，难以辨认，让两组被试者对陌生人实施点击任务。结果发现，后者点击他人的可能性是前者的2倍多。显然匿名性将使侵犯行为急剧增加，支持了"去个体化是导致团体中时有暴力及反社会行为的原因"这一观点。②自我意识降低。Diener认为引发去个体化行为的最主要的认知因素是缺乏自我意识。人们的行为通常受到道德意识、价值系统及所习得的社会规范的控制，但在某些情境中，个体的自我意识会失去这些控制功能。比如在群体中，个体认为自己的行为是群体的一部分，这使得人们觉得没有必要对自己的行为负责，也不顾及行为的严重后果，从而做出不道德与反社会的行为。研究者在对儿童偷窃行为的研究实验中设置了一个条件组，在放糖的盒子旁边放了一面镜子，这样儿童违规偷糖的行为比例比其他条件下低，这正是因为镜子提高了被试者的自我意识。实际上，人们大多数的去个体化都是因为自我意识的能动作用丧失而引起的。

（中国科学院大学　刘扬）

【问题 8 – 12】如何解读"骄傲使人落后"？

表现型：骄傲使人落后了。

原型：落后是以其他人为对照说的，在学习或工作中，落后是因为个体本身不思进取或进步比较慢，相对其他人来说处于落后的状态。骄傲是人的一种心理状态，只有当这种心理状态影响到自身工作或学习的速度时才会表现出落后的结果。骄傲与落后没有本质上的直接联系。

标准型：骄傲是个体的一种心理状态，落后是个体的某方面或某些方面相对于其他个体的一种进度或程度状态。当一个个体没有处理好骄傲这种心理状态时有可能会影响到工作或学习的进度，但当骄傲的心理被合理地表现和正确地对待时，它不会对工作学习的进度有任何的影响。人的落后与否完全取决于个人的价值观和人生观。

（中国科学院大学　谭美华）

【问题 8 – 13】 如何解读 MMPI（明尼苏达多项人格）量表？

在心理治疗与咨询的领域中，心理医生或咨询师常常要结合问卷对来访者的心理问题进行诊断。在此举 MMPI（明尼苏达多项人格）量表的例子。如何解读？

表现型： MMPI 问卷通过看似寻常的条目，询问来访者生活中相关事件发生的频率。例如：有时明知别人是对的，但还是会跟他们对着干；有时会有可怕到说不出口的想法；有时觉得小偷小摸并没有什么大碍。来访者被要求按照自己的直观感觉作答，无需深思熟虑。看似平常的条目，似乎很难说明来访者的不良心理倾向或是心理疾病。

原型： MMPI 中的条目并不是寻常的内容，经过多年验证，证明其能有效区分正常人和精神病患者。因此，此问卷能够为心理医生提供患者心理健康程度的有效信息。

标准型： MMPI 里的 567 道题目都是由临床精神科医生、心理咨询师等经过多年与患者接触、观察并总结而成，并经过多次施测验证得来。专业的心理学从业人员能够通过患者的答案发现其心理问题。

（中国科学院大学　王可欣）

【问题 8 – 14】 如何解读室友间经常闹矛盾？

表现型： 某宿舍住着四个人，四个女孩来自不同的地区。其中，小琴和小兰来自浙江，说话是典型的吴侬软语，温柔可人；而小源和小青来自东北，说话做事是典型的东北人性格，大大咧咧且雷厉风行，总是觉得南方姑娘太矫揉造作，不够爽快。由于四个女孩的生活背景大不相同，因此在学习和生活中常常闹矛盾。小兰和小琴认为小源和小青过于粗鲁，不懂得尊重他人的隐私，常常乱碰人家的东西；而小源和小青又认为那两位过于小家碧玉，喜欢小题大做，为人小气且常爱背后讲别人坏话，做人不够光明磊落。

原型：舍友之间有矛盾是难以避免的事情，大家有不同的家庭背景、文化背景、教育背景，对于有些事情态度不同且有分歧是正常的现象。我国幅员辽阔，各族文化交融在一起，北方地广人稀造就了北方人豪爽的性格，南方润雨绵绵、小桥流水造就了南方姑娘缜密的心思和温柔的性格。不同性格的人在一起生活常会有摩擦，这是难以避免的。

标准型：与文化背景不同的人沟通和相处，人们应多互相体谅和理解，常常站在对方的立场上考虑问题，多多交流，增加相互了解，尊重他人，不仅有助于双方的发展，更有助于自身素质修养、道德水平的提高。

（中国科学院大学沈阳应用生态研究所　王巍巍）

【问题 8 - 15】 如何解读"小富兰克林的树苗"？

富兰克林·罗斯福小的时候，因为患脊髓灰质炎而留下了瘸腿的后遗症，牙齿也参差不齐，他因此非常自卑，很少与同学们游戏或玩耍，老师叫他回答问题时，他也总是低着头一言不发。一天，父亲带来一些树苗，希望孩子们种树，并许诺谁种得好就会给谁奖励。小富兰克林却希望自己种的树早点死去，因此他一开始并没有细心地照料树苗。然而几天后，小富兰克林再去看他种的那棵树时惊奇地发现，它不仅没有枯萎，而且与兄妹们种的树相比，显得更嫩绿、更有生气。父亲兑现了他的诺言，为小富兰克林买了一件他最喜欢的礼物，并对他说，从他栽的树来看，他长大后一定能成为一名出色的植物学家。从那以后，小男孩慢慢变得乐观向上起来。一天晚上，小富兰克林躺在床上睡不着，看着窗外那明亮皎洁的月光，忽然想起生物老师曾说过的话：植物一般都在晚上生长。当他轻手轻脚来到院子里时，却看见父亲用勺子在向自己栽种的那棵树下泼洒着什么。顿时，一切他都明白了，原来父亲一直在偷偷地照料着自己栽种的那棵小树。几十年过去了，小富兰克林虽然没有成为一名植物学家，但却成为了美国总统。

表现型：小富兰克林没有悉心照顾自己的树苗，树苗却长得苍翠茁壮。小富兰克林因此而得到爸爸的奖赏和鼓励，因此欢欣鼓舞，积极乐观。

原型：小富兰克林的树苗之所以长得最茁壮，是因为爸爸在夜里趁着孩子熟睡时为小富兰克林的树苗浇水。小富兰克林的爸爸对他的奖赏，让小富兰克林觉得自己优于他人，自卑感减轻。但是更为重要的是，当小男孩很偶然地知道了爸爸借种树这件事来鼓励自卑的自己时，他感受到的是无私的爱。是爱让小富兰克林逐渐

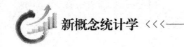

走出阴影。

标准型：即使树苗弱小，只要经过悉心的照料和浇灌，也能枝繁叶茂，长成参天大树，对于儿童更是如此。弗洛伊德曾分析过，我们每一个人幼年所经历的偶然事件看似偶然，却对个人的成长有着重要的影响。对于自卑、胆怯的孩子，大人们不应该粗暴地厌烦、斥责，而是应该多给予关怀、鼓励及温暖的爱和引导。如今幼儿园虐童事件频发，更需要社会的广泛关注。幼儿园教师面对着祖国的花朵，无论孩子们的资质如何，都应该以一颗善良的心去教育孩子，用爱去感化孩子，这样才有可能培养出积极乐观的人。如果动辄体罚虐待，不仅根本无济于事，反而会给孩子造成心理阴影，不利于孩子的成长。

（中国科学院大学　王晓雪）

【问题 8 – 16】如何解读"模仿秀"大受欢迎？

表现型：爱模仿人的人一般都会比较受欢迎。

原型：被模仿者的动作、形象、姿态或声音等曾给大多观众留下了很好的、深刻的印象，一旦模仿者模仿得像，就会受到观众的赏识。但是，若被模仿者是一个流氓或坏蛋，则模仿者反倒会被观众唾弃。

标准型：通常，人们对共同关注的某些事物或现象的审美观点或心理需求是大同小异的。对于已经出名的影星、歌星、戏星、球星等，很多观众不仅内心欣赏，还可能有仰慕或自愧不如的感觉，当"模仿秀"模仿得很逼真时，观众们会情不自禁地喝彩。

（中国科学院大学　夏金燕）

【问题 8-17】 如何解读穿竖条纹裤子显腿长？

表现型：人们穿上竖条纹的裤子，腿就变得长了，比较好看。

原型：人们具有视错觉，扫描竖线时间长。

标准型：由于眼睛在扫描竖线时时间长，相应的产生了一种错误感知，觉得穿着竖条裤子的人腿比较长。

（中国科学院大学　熊明瑞）

【问题 8-18】 如何解读毛绒玩具受欢迎？

表现型：人们喜欢毛绒玩具，毛绒玩具的销量也很好。

原型：毛绒玩具比较可爱，具有喜感，而且毛发能给人以温暖的感受，具有亲和性。已有研究表明，提供温暖感受的猴妈妈比提供食物的猴妈妈更吸引小猴。

标准型：大多数人的审美观是接近的，而且人们（也包括一些智商高的动物）有一个共同特点，即所谓的"爱美之心，人皆有之"。

（中国科学院大学　熊明瑞）

【问题 8-19】 如何解读"孙猴巧行医"？

《西游记》的"孙猴巧行医"这一集中，朱紫国的皇后在端午节那天被赛太岁抓走，朱紫国国王因此患病

255

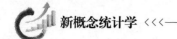

不起。各大名医医治后均无效，在国王痛苦至极之时，唐僧师徒四人正好路过朱紫国，孙悟空巧行医。如何解读？

表现型：朱紫国国王的病无人能医，见不得生人面，难受痛苦，即将一命呜呼。

原型：朱紫国国王因在端午节时被赛太岁抓走爱妻而受到惊吓，而食用的粽子是糯米制作而成，本不易消化，加之受到惊吓而滞留胃中，难以运化。而国王爱妻被抓走，忧思难寐，也是病因。

标准型：孙悟空首先用心理战术使国王信任他的医术，然后问清情况后对国王对症下药，用巴豆、大黄、百草霜、马尿等催吐三五次，国王渐想吃米饮。最后救回他的爱妻，解决了他的心病，国王就安然无恙了。

（中国科学院大学　杨文慧）

【问题8-20】 如何解读越昂贵的珠宝越好卖？

表现型：一个珠宝商在印度开了一家珠宝店，她手里有一批绿宝石首饰，一直不大好卖。正值旅游高峰期，商店里挤满了客人，为了卖掉它们，店主把它们放到更显眼的展示区，还让销售人员使劲推销但都没成功。后来她索性在那个柜子上写着字条"此柜商品价格乘以1/2"，但还是没卖出去。后来她的儿子恶作剧把标牌改为了"此柜商品价格乘以2"，结果宝石在第二天销售一空。按理说物美价廉的商品应当抢手，但没想到昂贵的价格却使得东西更为好卖。

原型：人们都在"一分钱一分货"的教导中长大，这条规则在他们的生活中一次一次地应验。所以人们把这条原则提炼成"价格贵＝东西好"，而能够去印度旅游的人百分之八十都是富有的，因此他们对于价格乘以2的绿宝石格外青睐。

标准型：①如果是印度珠宝店的店长，她完全可以掌握人们被表现型蒙蔽的这一规则，用类似的涨价方式，使得自己的商品销售出去。②如果我们是游客，那么一定要推断商品是否物有所值，它的性价比到底如何，千万不能被"一分钱，一分货"的表现型所蒙蔽。

（中国科学院大学　赵诣）

【问题 8 – 21】如何解读孩子在公共场所哭闹来索取物品？

儿童在商场向家长要东西，家长不买，于是儿童就大哭大闹，家长无论哄还是打都没用，引来越来越多的人关注，小孩也哭闹得更厉害，家长碍于面子不得不屈从孩子，最终买了东西来制止他们的哭闹。如何解读？

表现型：这些儿童想要得到某一样东西，就采用哭闹的方式来"要挟"家长，哭闹得厉害才有可能达到自己的意愿，特别在公共场所，这种方法更是奏效。因此哭闹成了这类儿童向家长要东西的"法宝"，让家长无可奈何，只能通过达到他们的愿望来制止这一行为。

原型：根据操作性条件反射的原理，以"奖励"等行为发生者想要的结果来强化某一行为，其发生频率会增高；而行为未得到强化，甚至得到惩罚，其发生频率会降低。儿童想要得到的东西是一种"奖励"，若得到奖励，其先前的行为会被强化。在上述现象中儿童得到奖励的途径是"哭闹"，他们为了得到想要的东西，越哭越凶，最终使家长屈从，因此他们对"哭闹"这种行为的理解是"哭闹得越凶才越能得到家长的关注，并且越有可能得到想要的奖励"，所以哭闹行为就这样被强化，发生的频率就更高了。

标准型：在教育孩子的时候，要根据操作性条件反射的原理，认清儿童的行为，并合理对待，从而有效塑造儿童的行为。通过"奖励"好的行为，提高此类行为的发生频率；而通过取消"奖励"、给予"惩罚"的方式，降低另一类行为的发生频率。例如"儿童用哭闹来达到自己目的"的这一行为，是家长所不愿意塑造的不良行为，为了降低这类行为发生的频率，对此类行为应该采取"忽略""讲道理"等方式来予以消退。家长应坚守原则，坚决不能在其他因素的作用下，最终遂了孩子的愿，从而"奖励"了该行为，让儿童认清"哭闹是得不到奖励的"，渐渐地这种行为就会消失了。

（中国科学院大学　周蕾）

【问题 8 – 22】 如何解读不同店铺的客人数量相差悬殊？

表现型：街上的店铺，有时会出现一种比较极端的现象，就是有些店铺人特别多，有些店铺人特别少，二者之间的差别特别明显。

原型：以餐馆为例，在面临选择时，人们经常会选择去人较多的餐厅用餐，认为人多的餐厅的质量肯定要比人少的餐厅好，就造成了人多的餐厅越来越热闹，而人少的餐厅则越来越冷清。

标准型：这是一种从众心理。个人受到外界人群行为的影响，会在自己的知觉、判断、认识上表现出符合于公众舆论或多数人的行为方式，产生少数服从多数、随大流的行为现象。如果不顾是非曲直一概服从多数，就是盲从。例如中国式过马路——凑够一撮人就可以走了，与红绿灯无关，反映的就是从众心理。如果"一撮人"选择随意通过马路，那么剩下的个别人，即使本来是准备等到绿灯亮时再通过马路的，也会因为从众心理，放弃自身的想法，选择跟从这"一撮人"通过马路。

（中国科学院大学　周晓燕）

【问题 8－23】 如何解读人反复洗手、洗衣服等"重复行为"？

小 A 是一个开朗外向的大三学生，平时对自己的要求很高，在她的日常生活中，会做出这样的行为：她会反复不断地洗手。在洗好衣服以后，她常常会回忆洗的过程，如果觉得洗得不干净，就重新洗，如此反复多次她才会放心。她的同学小 C 觉得是因为她非常爱干净，才会出现这样的行为。如何解读？

表现型：在大众的一般认识中，一个人如果经常洗衣服、洗手，那一定是因为他个人的良好卫生习惯，或是对卫生程度的要求比较高。的确，饭前饭后或者是触碰到脏的东西后，及时清洗双手，是一种很好的生活习惯。但是这样的行为，如果达到了一定的频率，并因为这样的行为给正常生活都带来了消极的影响，那就不能再简单归因为个人卫生习惯等原因。比如一直沉浸在洗衣服的重复活动中，不去上课；如果洗手、洗衣服的行为没有得到顺利进行，情绪就会莫名低落或暴躁；甚至个体自身也意识到这种行为的不正确和没有必要，但是却无法控制。

原型：这样的不断重复行为，影响个人正常生活，并且个人无法控制的情况，实际是由一种越来越被社会认识到和重视的心理疾病所引起的。这种疾病，被称为强迫症。强迫症以强迫思维和强迫行为为特征。强迫行为可分为两种：一是外显的强迫行为（overt compulsion），如强迫性的洗涤、检查、计数，也正是例子中所提到的这种重复性且无法控制的洗手行为；二是内隐的强迫行为（covert compulsion），如强迫性的回忆、默念祈祷、内心确定等。强迫症症状的特点是有意识的自我强迫和自我反强迫同时存在。过去认为强迫症是一种少见的难治性疾病，我国 1982 年的 12 地区精神病流行病学调查显示，该病患病率仅为 0.3%。而近年来，国外的流行病学资料表明，强迫症的终生患病率为 2% ~ 3%。美国的一项调查（NCS）结果表明：强迫症是精神疾病中排列第 4 位的常见病，它仅次于抑郁症、酒精依赖和恐惧症。

标准型： 对于强迫症这一精神疾病，我们首先要做的是对其进行正确诊断，主要标准有：①病人的行为表现同时符合美国《精神疾病诊断与统计手册》（第四版）（DSM - Ⅳ）及《中国精神障碍分类与诊断标准》（第三版）（CCMD - 3）中强迫症的诊断标准；②Yale - Brown Obsessive Compulsive Scale（Y - BOCS）强迫量表评分≥16 分，Hamilton 焦虑量表（HAMA）分 >14 分，Hamilton 抑郁量表（HAMD）分 <21 分。接下来，是对强迫症患者的治疗和帮助，一般可以使用的治疗方案有：①心理社会治疗，包括支持性心理治疗、认知行为治疗、暴露疗法等；②药物治疗，如 SSRI（5 - HT 再摄取抑制剂）类的药物兰释、帕罗西汀、氟西汀、舍曲林和非典型抗精神病药（增效药物），这类药物的药理特点是增加脑内中枢神经系统的 5 - HT 的浓度，从而抗强迫、抗抑郁、抗焦虑。③手术治疗。总的来说，明确诊断是强迫症治疗的基础；通过合理用药，减少不必要的副作用；心理疏导是强迫症的必要治疗手段；综合辅助治疗是强迫症标本兼治的重要治疗手段；"顺其自然"，强迫症患者的自我调节很关键；家庭社会支持是强迫症患者重新回归社会的重要环节。

（中国科学院大学　朱晓倩）

【问题 8 - 24】 如何解读"孕妇效应"？

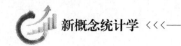

表现型：一个怀孕的女性更容易发现周围的孕妇，感觉走在街上发现满大街都是孕妇。美国"钢铁大王"安德鲁·卡内基将这种现象称为"孕妇效应"。

原型：一个孕妇走在街上，相对于形形色色的行人来说，是一个偶然因素，然而当对某一偶然因素特别关注时，如每个孕妇都会不自主地观察周围每个适龄女子的体形判断她是否和自己一样怀孕了。这样，偶然因素在她眼中便成了普遍现象。

标准型：人的内心想法，会投射到真实世界寻找原型。"孕妇效应"表现的是一种相由心生、境由心造的唯心主义哲学。

（军事医学科学院　曾瑜亮）

【**问题 8－25**】如何解读学生学习好却考不出好成绩？

表现型：一个高三考生在平时的课堂和月考上都表现得很好，却总是不能在期中和期末考试中发挥出好成绩。

原型：该考生在大考时总是审题不清甚至还会看漏题目，这是一种焦虑的表现。而高三月考和期末考试从考场安排和成绩排名都是一致的，鉴于他在平时月考中没有出现过这种情况，考虑这种考试焦虑并非由考试本身引起。经过调查，该考生的家长平时忙于工作，没有时间关心考生的考试情况，只关注期中和期末考试的成绩。且父母对于成绩的要求很高，导致考生一到期中、期末考试就患得患失，无法集中注意力在考试上。

标准型： 经过与考生家长的沟通，考生父母将注意力更多地转到了考生在期中、期末考试期间的心理情况，使得考生两次考试时的成绩均有了明显提高。

（军事医学科学院　刘若虚）

【问题 8 – 26】 如何解读"狐狸与葡萄"？

伊索寓言《狐狸与葡萄》：在一个炎热的夏日，一只狐狸走过一个果园，停在了一大串熟透而多汁的葡萄前。它从早上到现在一点儿东西也没吃，狐狸想："我正口渴呢！"于是它后退了几步，向前一冲，跳起来，却无法够到葡萄。狐狸后退了几步继续试着够葡萄，一次，两次，三次，但是都没有够到。狐狸试了又试，都没有成功。最后，它决定放弃，它昂起头，边走边说："我敢肯定它是酸的。"如何解读？

表现型： 葡萄明显已经熟透，而狐狸因为够不到葡萄，最终放弃了，并安慰自己："葡萄肯定是酸的。"

原型： 狐狸非常想摘到葡萄以缓解自己的饥饿和口渴，但是试过多次都够不到，于是，便自我安慰说："反正这葡萄是酸的。"其实是为自己找一个放弃的借口，言外之意是反正那葡萄也不能吃，即使跳得够高，摘得到，也还是"不能吃"，这样去摘葡萄的行为就失去了意义，那么放弃也就成了顺理成章的事。摘到葡萄对狐狸来说是一种困难，摘不到葡萄对狐狸来说构成了一种挫折或心理压力，狐狸遇到挫折或心理压力时，采

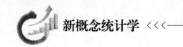

取了一种歪曲事实的方法以获得自己的心理平衡。这就是故事的原型。

标准型:寓言中的狐狸遇到挫折或心理压力时,采取了一种歪曲事实的消极方法以获得自己的心理平衡,这在现代心理学中,被称为"酸葡萄效应"。故事本身的寓意是告诉我们要实事求是,不要因为利益的损失而欺骗自己。在经历了许多尝试而不能获得成功的时候,有些人往往故意轻视成功,以此来寻求心理安慰。像鲁迅先生笔下的阿 Q,被人打时口中或心中念一句"反正是儿子打老子",于是也就悠悠然忘却了皮肉之苦痛。人们不也常采用"阿 Q 精神"来缓解自己的压力而获取心理平衡吗?而从另一个角度说,无可否认,这样的做法有时确实也有着实际的意义和作用,尤其是当人们认为自己对所面临的压力已经无能为力的时候,也不妨采用这种应付方式,以免走向极端。任何一种事物都会有正反两种意义,只要起到暂缓心理压力作用,使心理得以平衡,就有其实际意义,即"合理化"的酸葡萄效应。当然,我们不能总是停留在此,事后应采取积极措施,解决问题。

(军事医学科学院 喻晓)

【问题 8 - 27】 如何解读弗洛伊德的"冰山理论"?

1895 年,心理学家弗洛伊德与布罗伊尔合作发表《歇斯底里研究》,弗洛伊德著名的"冰山理论"也就传布于世(见图 8 - 2)。在弗洛伊德的人格理论中,他认为人的心理分为超我、自我、本我三部分。超我往往是由道德判断、价值观等组成；本我是人的各种欲望；自我介于超我和本我之间，协调本我和超我，既不能违反社会道德约束又不能太压抑。基于这种划分，他认为人的人格就像海面上的冰山一样，露出来的仅仅只是一部分，即有意识的层面，剩下的绝大部分是处于无意识的，而这绝大部分在某种程度上决定着人的发展和行为。如何解读？

表现型：人所表现出来的是人的心理的反映，即人的行为和处事方式。

原型：人的心理结构原本应该是一座完整的冰山（即既有人的行为和处事方式，又有行为的动机等），但是被他人认知的或者说表露于他人的只是露在海面上的那冰山一角。

标准型：人是一种社会动物，为了自我保护、满足自身的心理需要，维护自己在群体中的地位等原因，呈现给外界的总是他的行为方式和处事结果，而把驱使他做出行为的动机、观念等心理状态和活动内化、隐藏，不为外人所知。

（军事医学科学院　智维佳）

【问题 8－28】如何解读"姑姑万心"害怕青蛙？

在莫言小说《蛙》中，主要人物"姑姑万心"是一个敢作敢为，天不怕地不怕的乡村妇产科医生，却被一只青蛙吓得口吐白沫，晕厥倒地。如何解读？

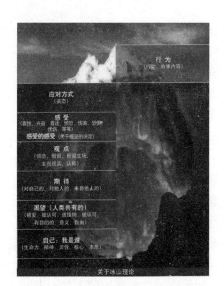

图8-2 弗洛伊德"冰山理论"

表现型："姑姑万心"害怕青蛙这种动物，她在路上被突如其来的蛙叫声吓得口吐白沫，昏厥倒地。

原型："姑姑万心"害怕青蛙是因为青蛙的叫声像婴儿的哭声。在小说故事发生的那个年代，由于刚刚施行计划生育政策，"姑姑万心"作为一名妇产科医生，为响应政策，为许多妇女做过流产手术，她觉得青蛙的叫声像娃娃的哭声，像是无数被她扼杀的幼小生命的"幽灵"在向她控诉。受到自身的心理影响，姑姑非常害怕青蛙。

标准型：莫言用"蛙"寓意"娃"，也同"哇"，揭示了在国家实施计划生育政策的早期，一些地区的一些人在计划生育的高压政策下，曲解了政策，同时也扭曲了自己的灵魂，失去了人性，打着"基本国策"的幌子，做出了许多违背伦理的事情。《蛙》中描述的"姑姑万心"就是作者对这样一类人的影射，青蛙就是婴儿的象征，这些人做了许多违背道德的事情，自己心里受到谴责而感到恐惧。莫言通过小说《蛙》让我们反思，对于理论与政策，我们不能够曲解，同时要尊重生命。

（军事医学科学院　白圆圆）

【问题 8 - 29】 如何解读"喜鹊报喜，乌鸦报忧"？

表现型：喜鹊叫是报喜的，"喜鹊枝头叫，定有喜事到"；乌鸦叫是报忧的，"老鸹叫，祸事到"。这正是这两句谚语的表现型。

原型：喜鹊叫不一定是报喜，乌鸦叫也不一定是报忧。这主要与他们的生活习性和自身特点有关。

标准型：喜鹊外表长得漂亮，叫声也十分悦耳动听。而且喜鹊是适应能力很强的鸟类，越是在人类活动多的地方，喜鹊种群的数量往往也越多，常结群成对地活动，特别有人缘。其习性是喜欢在人居附近的大树上筑巢，白天出去觅食，因此一大清早就响起清丽的嗓音，若恰巧附近的人有了喜事，便认为是它报的喜。而乌鸦一般通体黑色，外表也不漂亮，加之叫声凄厉古怪，又喜欢吃腐烂的东西，自然让人生厌。正是因为有了人类这种先入为主的思维定式，遇到喜事都归功于受宠的喜鹊，遇到祸事都归罪于倒霉的乌鸦，于是便无端

267

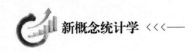

演绎出乌鸦和喜鹊的悲喜剧来。

（军事医学科学院　姜玉勃）

【问题 8 - 30】 如何解读"一朝被蛇咬，十年怕井绳"？

表现型：一个人被蛇咬伤后一看到井绳便也以为是蛇而感到害怕。

原型：一个人被毒蛇伤害或者受到惊吓后，留下了心理阴影，从而对类似的事物如井绳十分恐惧。这属于经典条件作用理论的泛化问题，经典条件作用一旦形成，机体会对与条件刺激相似的刺激物做出反应。被蛇咬后，形成了条件反射，因绳子与蛇比较相似而被刺激到，所以见到绳子也害怕。

标准型：可以从心理学角度进行疏导和自我调适，克服对蛇的心理障碍：比如认真观看一些关于蛇的视频或者书籍，了解蛇的习性，尤其是了解它攻击人的原因、如何判断蛇毒的属性，以及如何快速处理伤口等。另外，也可以到动物园、宠物店近距离观察蛇，从而在了解和认识清楚蛇后慢慢地克服对蛇的恐惧心理。

（军事医学科学院　李玲）

【问题 8 - 31】 如何解读"一千个读者就有一千个哈姆雷特"？

表现型：哈姆雷特是莎士比亚著名剧本《哈姆雷特》的主人公。"一千个读者就有一千个哈姆雷特"来自莎士比亚的一句谚语，英文原文是 "There are a thousand Hamlets in a thousand people's eyes"，即每个读者对哈姆雷特的看法都不同。

原型：每个读者的社会背景、人生经历、受教育程度、对外界事物的感知能力、看问题的角度等都不同，对文学作品中人物形象的理解自然不尽相同，用中国的俗语表达就是"仁者见仁，智者见智"。在艺术领域里，艺术家通过某种手段把意向的抽象思维表现成艺术品，但是欣赏这件艺术品的人对它的理解不可能与作者本人创造这件作品时的思维是一模一样的。另外，欣赏这个作品的不同人的理解也是不同的。

标准型：每个人的世界观、人生观、价值观不同，所以对待同样一件事情会产生不同的看法。

（军事医学科学院 刘传斌）

【问题 8 – 32】如何解读雌性卷尾猴的行为研究？

佐治亚州亚特兰大埃里莫大学的 Sarah Brosnan 和 Frans de Waal 对雌性棕色卷尾猴的行为进行了一项研究，发表在《自然》杂志上。研究者们花了两年的时间教这些猴子用石头换取食物。正常情况下，猴子很愿意用几块石头换几片黄瓜。但是，当两只猴子被安置在隔开且相邻的两个房间里时，只要在一间房里出现了葡萄（不管有没有猴子吃它），都会引起另一房间雌卷尾猴的暴躁与怨恨。如何解读？

表现型：当两只猴子被安置在隔开且相邻的两个房

间里时，只要在一间房里出现了葡萄，都引起另一房间雌卷尾猴的暴躁与怨恨。

原型： 在卷尾猴的世界里，葡萄是奢侈品，比黄瓜受欢迎得多，猴子本该在见到葡萄时很兴奋，之所以会暴躁与怨恨，是因为当一只猴子用一个石头换回一颗葡萄时，第二只猴子就不愿意用自己的石头换回一片黄瓜。如果一只猴子根本无需用石头就能够得到一颗葡萄的话，那么另外一只就会将石头掷向研究人员或者扔出房间外，或者拒绝接受那片黄瓜。

标准型： 雌卷尾猴看起来很可爱，性格温顺合作，乐于分享食物，而且它们就像人类的女性一样，往往比雄性更关注"商品和服务"的价值。这些特性使它们成为此实验的理想研究对象。当两只猴子被安置在隔开且相邻的两个房间里，能够互相看见对方用石头换回来什么东西时，猴子的行为就会变得明显不同。如果一只猴子根本无需用石头就能够得到一颗葡萄的话，那么另外一只必定由于受到不公平对待而很暴躁，长此以往，即使猴子还没吃葡萄，另一房间的猴子也不乐意。研究人员指出，正如人类一样，卷尾猴也受社会情感的影响。在野外，它们是相互合作的群居动物，但只有当每只猴子感到自己没有受到欺骗时，这种合作才可能稳定。拒绝接受较少的酬劳可以让这些情绪准确无误地传达给其他成员。就像是人人都喜欢大幅加薪，但是当知道一个同事薪水加得比自己还要多的时候，那么加薪带来的喜悦感就消失得无影无踪了。如果他还以懒散出名的话，你甚至会变得怒不可遏。这种不公平而引起的愤怒感似乎并不是人类的专利，也是"猴之常情"。

（军事医学科学院　张宇程）

【问题 8－33】 如何解读巴甫洛夫的条件反射试验（图 8－3）？

俄国生理学家、心理学家巴甫洛夫做了一个相当著名的实验，他观察到狗看到食物或吃东西之前会流口水，于是在每次给狗喂食前都先发出一些信号，如摇铃（还包括吹口哨、使用节拍器、敲击音叉、开灯等），连续进行几次之后，他试了一次摇铃但不喂食，发现狗虽然没有东西可以吃，却照样流口水。而在重复训练之前，狗对于"铃声响"是不会有反应的，只有看到食物或吃东西之前会流口水。如何解读？

表现型：狗在没有进食的情况下，只是听到一些信号，如摇铃声，就会流口水。

原型：巴甫洛夫推知，狗经过了连续几次的经验后，将"铃声响"视作进食的信号，因此引发了进食才会产生的流口水现象。

标准型：狗吃东西时分泌唾液是非条件反射，而听到铃声分泌唾液是条件反射。在喂狗的时候摇铃铛，经过一段时间的训练，狗在铃声和食物之间建立联系，产生了条件反射，所以才会有一听到铃声就流口水会的现象。

非条件反射是指人或者动物生来就有的先天性反

射，是一种比较低级的神经活动，由大脑皮层以下的神经中枢（如脑干、脊髓）参与即可完成，膝跳反射、眨眼反射、缩手反射、婴儿的吮吸及排尿反射等都属于非条件反射。条件反射是后天获得的，是在生活过程中通过一定条件，在非条件反射的基础上建立起来的反射，是高级神经中枢（大脑皮层）活动的基本调节方式，是人和动物共有的生理活动，一般建立在学习的基础上。在生命活动中，单纯的非条件反射是很少的，机体在复杂多变的环境中，不断在非条件反射的基础上建立新的条件反射，所以条件反射与非条件反射是密切地联系在一起的。巴甫洛夫因为提出了著名的条件反射和信号学说，获得1904年诺贝尔生理学或医学奖。

（军事医学科学院　朱良）

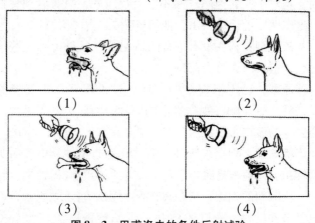

（1）

（2）

（3）

（4）

图 8 - 3　巴甫洛夫的条件反射试验

（1）狗的非条件反射　　（2）狗对无关刺激无反应

（3）在非条件反射的基础上去建立条件　　（4）建立起条件反射

【问题 8 – 34】 如何解读"最后一片树叶"?

欧·亨利在他的小说《最后一片树叶》里讲了一个故事:有个病人躺在病床上,绝望地看着窗外一棵被秋风扫过的萧瑟的树。他突然发现,在那树上居然还有一片葱绿的树叶没有落。病人想,等这片树叶落了,我的生命也就结束了。于是,他终日望着那片树叶,等待它掉落,也悄然地等待自己生命的终结。但是,那树叶竟然一直未落,直到病人身体完全恢复了健康,那树叶依然碧如翡翠。

表现型: 病人以为树叶很快就会落,他的生命也会很快结束。

原型: 真正有生命力的不是那片树叶,而是人的信念。其实,那树上并没有树叶,树叶是一位画家画上去的,它不是真的树叶,但它达到了真树叶生动真实的效果,给了那位病人一个坚强的信念:活着,只要那片树叶不落,我的生命就不会终结。

标准型: 人生从来没有真正的绝境,无论遭受多少艰辛,无论经历多少苦难,只要一个人的心中还怀着一粒信念的种子,那么总有一天,他能走出困境,让生命重新开花结果。

(军事医学科学院　谭永刚)

(本章　胡良平　李长平)

附　录
胡良平统计学专著及配套软件简介

1.《医学统计学与 SAS 应用技巧》

本书由胡良平、周士波主编，中国科学技术出版社于 1991 年出版，全书 15.67 万字，定价 4.20 元。本书基于 DOS 版 SAS 6.03 软件，介绍了 SAS 应用入门、医学试验设计、常用统计分析、多元统计分析和 VAX SAS 应用入门。

2.《医学统计应用错误的诊断与释疑》

本书由胡良平主编，军事医学科学出版社于 1999 年出版，全书 17.8 万字，定价 12.00 元。本书针对医学科研和医学期刊中常犯的统计学错误，讲解如何识别错误，如何正确选用统计分析方法。

3.《医学统计学内容概要、考题精选与考题详解》

本书由胡良平编著，军事医学科学出版社于 2000 年出版，全书 37 万字，定价 22.00 元。本书简明扼要地概述了医学统计学的主要内容，精选出 20 套适合检测统计学应用水平的考题，并附有详细的解答。

4.《现代统计学与 SAS 应用》

本书由胡良平主编，军事医学科学出版社于 2000 年出版，全书 68.9 万字，定价 40.00 元。本书详细地介

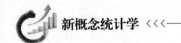

绍了各种常用的统计分析方法和多元统计分析方法，并给出了手工计算和用 6.04 版 SAS 软件实现统计计算的方法和结果的解释。

与本书对应的 SAS 引导程序（即 SASPAL 软件）由李子建研制，需要者可发电子邮件联系 lphu812 @ sina. com。

5.《Windows SAS 6. 12 & 8. 0 实用统计分析教程》

本书由胡良平编著，军事医学科学出版社于 2001 年出版，全书 96. 9 万字，定价 52. 00 元。本书不仅介绍了各种常用的统计分析方法和多元统计分析方法，还着重介绍了 Windows SAS 6. 12 & 8. 0 的使用方法（含编程法和非编程法），详细介绍了辨析多因素设计类型的技巧和用 SAS 实现实验设计的方法。

与本书配套的软件同上。

6.《医学统计学基础与典型错误辨析》

本书由胡良平、李子建主编，军事医学科学出版社于 2003 年出版，全书 60. 4 万字，定价 36. 00 元。本书详细地介绍了学习统计学的策略、所必需的基本知识、常用的描述性统计分析方法和假设检验方法。

7.《检验医学科研设计与统计分析》

本书由胡良平主编，人民军医出版社于 2004 年出版，全书 64 万字，定价 65. 00 元。本书紧紧围绕实验设计的三要素和四原则、分析定量资料和定性资料的要领、诊断性试验和一致性检验中的统计分析方法等重要内容，从正反两方面详细阐述了学习和灵活运用这些知识的方法和技术。

8.《医学统计实用手册》

本书由胡良平主编，人民卫生出版社于 2004 年出版，全书 48.5 万字，定价 30.00 元。鉴于目前医学科研和医学期刊中存在大量误用和滥用统计学方法的现象，本书通过分析这些现象产生的根源和实质，有针对性地提出了解决这些问题的对策。

9.《统计学三型理论在实验设计中的应用》

本书由胡良平主编，人民军医出版社于 2006 年出版，全书 50.1 万字，定价 45.00 元。本书提出了"统计学三型理论（简称'三型理论'）"，并关注科研设计，特别是实验设计方面的问题。

10.《医学统计实战练习》

本书由胡良平主编，军事医学科学出版社于 2007 年出版，全书 83.4 万字，定价 66.00 元。本书收录了笔者 21 年来从事统计教学、科研、咨询和培训工作中积累的各种考试真题，以及从审阅的稿件和公开发表的论文中提取的资料改编而成的新题，总共有 1000 余道，并给出了每一道题的详细解答。

11.《口腔医学科研设计与统计分析》

本书由胡良平主编，人民军医出版社于 2007 年出版，全书 54 万字，定价 65.00 元。书中列举了取自口腔医学科研设计和统计分析的大量实例，运用"统计学三型理论"辨析实验设计、统计描述和统计分析中出现的错误，在给出正确做法的同时，还列出了带有原始数据

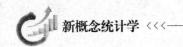

的各种实例，并提供了用 SAS 软件演示统计分析的全过程和部分手工计算过程。书中还给出了估计样本含量的公式、实例和用 SAS 实现计算的方法。

与本书对应的 SAS 引导程序（即 SASPAL 软件）由胡纯严研制，需要者可发电子邮件联系 valenccia@ sina. com 或 lphu812@ sina. com。

12.《统计学三型理论在统计表达与描述中的应用》

本书由胡良平主编，人民军医出版社于 2008 年出版，全书 55. 3 万字，定价 80. 00 元。本书运用统计学三型理论解读和解决统计表达与描述方面的问题。

与本书对应的 SAS 引导程序（即 SASPAL 软件）由胡纯严研制，需要者或有疑问者请发电子邮件联系 va-lenccia@ sina. com。

13.《科研课题的研究设计与统计分析（第一集）》

本书由胡良平主编，军事医学科学出版社于 2008 年出版，全书 72. 5 万字，定价 55. 00 元。作者查阅了我国 2006 年 500 多种生物医学期刊中影响因子较高的 23 种期刊中近 3000 篇论文，从中挑选出具有广泛代表性的论文约 300 篇，主要从统计研究设计和统计分析方法选用两个方面来剖析论文中存在的统计学问题，从而提出我国生物医学科研工作的质量需要进一步提高。

14.《科研课题的研究设计与统计分析（第二集）》

本书由胡良平主编，军事医学科学出版社于 2009 年出版，全书 69. 5 万字，定价 56. 00 元。针对科研工作者的学术论文和硕士博士研究生的学位论文在统计学方面存在很多问题的现实，本书全面介绍了撰写高质量的论文所必须掌握的科研设计知识、统计分析知识和国际著名统计分析系统（SAS 软件）使用知识，并针对生物医学科研领域中一些主干学科的特点，分析了约 15 个主干学科硕士和博士研究生学位论文中存在的统计学错误。本书从正反两个方面，揭示科研设计和统计分析的重要性，有利于提高科研工作者和研究生的科研素质、科研质量和论文水平。

15.《医学统计学——运用三型理论分析定量与定性资料》

本书由胡良平主编，人民军医出版社于 2009 年出版，全书 72.3 万字，定价 115.00 元。本书在统计学思想指导下，运用统计学三型理论，全面系统地介绍了各种实验设计类型下收集的定量与定性资料的假设检验方法，以及用 SAS 软件实现统计计算和结果解释。除常用的定量与定性资料的统计分析外，还介绍了 META 分析方法和高维列联表资料的各种处理方法。

与本书对应的 SAS 引导程序（即 SASPAL 软件）由胡纯严研制，需要者或有疑问者请发电子邮件联系 valenccia@sina.com。

16.《医学统计学——运用三型理论进行多元统计分析》

本书由胡良平主编，人民军医出版社于 2010 年出版，全书 41.0 万字，定价 70.00 元。本书涵盖了现代多元统计分析方法中的绝大部分内容，以三型理论为指

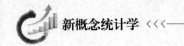

导，对多元统计分析方法进行了科学的分类，有利于实际工作者学习和使用。其内容包括变量聚类分析、主成分分析和探索性因子分析、典型相关分析、结构方程模型分析、无序样品聚类分析和有序样品聚类分析、多维尺度分析、各种设计定量资料的多元方差分析和多元协方差分析、判别分析、对应分析及其 SAS 实现。

与本书对应的 SAS 引导程序（即 SASPAL 软件）由胡纯严研制，需要者或有疑问者请发电子邮件联系 valenccia@ sina. com。

17.《心血管病科研设计与统计分析》

本书由胡良平主编，人民军医出版社于 2010 年出版，全书 47.5 万字，定价 60.00 元。本书内容分两个方面：一方面讲述统计学中的主要内容，包括统计表达与描述、实验设计、定量与定性资料统计分析、简单相关回归分析和多重回归分析；另一方面围绕这些内容，又针对人们误用统计学的实际案例，对差错进行辨析与释疑。无论是哪方面内容，基本上都取材于与心血管疾病有关的我国数十种学术期刊中的科研论文。

18.《SAS 统计分析教程》

本书由胡良平主编，电子工业出版社于 2010 年出版，全书 106.5 万字，定价 68.00 元。本书内容丰富且新颖，适用面广泛且可操作性强。书中涉及定量与定性资料的差异性和预测性分析、变量间和样品间相互与依赖关系及近似程度分析、数据挖掘与基因表达谱分析、绘制统计图与实验设计、SAS 语言和 SAS 非编程模块用法。这些内容高质量高效率地解决了实验设计、统计表达与描述、各种常用统计分析和多元统计分析、现代回归分析和数据挖掘、SAS 语言基础和 SAS 实现及结果解释等人们迫切需要解决却又十分棘手的问题。

与本书对应的 SAS 引导程序（即 SASPAL 软件）由胡纯严研制，需要者或有疑问者请发电子邮件联系 valenccia@ sina. com。

19.《SAS 实验设计与统计分析》

本书由胡良平主编，人民卫生出版社于 2010 年出版，全书 88.8 万字，定价 72.00 元。本书内容涉及面十分广泛，由 SAS 软件基础、SAS 非编程模块介绍、SAS 编程法用法介绍、SAS 高级编程技术及其应用和 SAS 语言基础等 5 方面内容组成，涵盖了 SAS 软件及其语言基础和高级用法，包括实验设计、统计表达与描述和统计分析的主要内容及 SAS 实现。

20.《医学统计学——运用三型理论进行现代回归分析》

本书由胡良平主编，人民军医出版社于 2010 年出版，全书 45.2 万字，定价 75.00 元。本书介绍了现代回归分析方法中的大部分内容，包括多重线性回归分析、岭回归分析、各种复杂曲线回归分析、主成分回归分析、Poisson 回归分析、Probit 回归分析、负二项回归分析、配对和非配对设计定性资料多重 logistic 回归分析、对数线性模型分析、生存分析和时间序列分析。

与本书对应的 SAS 引导程序（即 SASPAL 软件）由

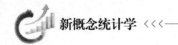

胡纯严研制，需要者或有疑问者请发电子邮件联系 va-lenccia@sina.com。

21.《医学遗传统计分析与 SAS 应用》

本书由胡良平、郭晋主编，人民卫生出版社于 2011 年出版，全书 41.3 万字，定价 36.00 元。本书结合实例，介绍了如何用 SAS 实现四大类遗传数据的统计分析方法，并介绍了简明遗传学的概念与原理、遗传资料统计分析的原理。

22.《正确实施科研设计与统计分析——统计学三型理论的应用与发展》

本书由胡良平主编，人民军医出版社于 2011 年出版，全书 87.8 万字，定价 139.00 元。本书全面介绍了如何在三型理论指导下进行科研设计及统计表达与描述、常用统计分析、现代回归分析、多元统计分析和 SAS 实现。科研设计部分涵盖了概念、要点、设计类型等，统计表达与描述部分涵盖了统计表、统计图和概率分布等，常用统计分析部分涵盖了一元定量与定性资料的差异性分析，现代回归分析部分涵盖了多重线性回归分析、生存分析和时间序列分析等十余种现代回归分析方法，多元统计分析部分涵盖了变量聚类分析、判别分析和对应分析等十余种现代多元统计分析方法。以上各部分均涉及如何用 SAS 软件巧妙实现目的的技术和方法，并有配套软件 SASPAL 方便程序调用。

与本书对应的 SAS 引导程序（即 SASPAL 软件）由胡纯严研制，需要者或有疑问者请发电子邮件联系 valenccia@ sina. com。

23.《中医药科研设计与统计分析》

本书由胡良平、王琪主编，人民卫生出版社于 2011 年出版，全书 41.4 万字，定价 36.00 元。本书结合中医药领域中的科研实例，不仅介绍了试验设计、统计表达与描述、统计分析方法及 SAS 实现技术，还对实际工作者在运用前述内容过程中所犯的各种错误进行了辨析与释疑。

24.《临床科研设计与统计分析》

本书由胡良平、陶丽新主编，中国中医药出版社于 2012 年出版，全书 70.7 万字，定价 45.00 元。本书主要对临床科研设计与统计分析问题进行阐述，同时还用较大篇幅揭示了临床科研课题和论文中的统计学错误，并给出了辨析与释疑。全书中的统计计算均用 SAS 软件实现。

25.《面向问题的统计学——（1）科研设计与统计分析》

本书由胡良平主编，人民卫生出版社于 2012 年出版，119.1 万字，定价 98.00 元。本书分为 6 篇共 54 章，内容涉及消除学习统计学时的心理顾虑、统计思想、三型理论、科研设计、质量控制、表达与描述、单因素设计一元定量与定性资料统计分析、单组设计二元定量资料相关与回归分析和 SAS 语言基础与高级编程技术。

26.《面向问题的统计学——（2）多因素设计与线

283

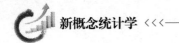

性模型分析》

本书由胡良平主编，人民卫生出版社于 2012 年出版，全书 97.5 万字，定价 80.00 元。本书分为 6 篇共 52 章，内容涉及多因素试验设计类型及其定量与定性资料的差异性分析和现代回归分析、判别分析、生存分析、时间序列分析，还介绍了多水平模型分析法和综合分析法。

27.《面向问题的统计学——（3）试验设计与多元统计分析》

本书由胡良平主编，人民卫生出版社于 2012 年出版，全书 85.2 万字，定价 65.00 元。本书分为 5 篇共 25 章，内容涉及三类典型的多元数据结构（单组设计多元定量资料、单因素多水平设计多元定量资料、相似或不相似度矩阵）的各种多元统计分析方法，介绍了其代表性方法，如主成分分析、样品聚类分析、对应分析、多维尺度分析、多元方差和协方差分析。

28.《外科科研设计与统计分析》

本书由胡良平、毛玮主编，中国协和医科大学出版社于 2012 年出版，全书 40 万字，定价 38.00 元。本书分为 3 篇，第 1 篇"统计学内容概要"，包括统计表达与描述、试验设计、定量与定性资料的统计分析、简单相关与回归分析、多重线性回归分析与多重 logistic 回归分析；第 2 篇"外科科研中常见统计学错误辨析与释疑"；第 3 篇"医学统计学要览"，以问题引导的形式提纲挈领地介绍了科研设计要览与统计分析要览。

29.《科研设计与统计分析》

本书由胡良平主编，军事医学科学出版社于 2012 年出版，全书 130.5 万字，定价 98.00 元。本书用 7 篇 31 章的篇幅，概述了国内外迄今为止应该涵盖在统计学之中的绝大部分精彩内容：富含唯物辩证法精髓和心理学分析的统计思想、使统计思想具体化并具有可操作性的三型理论、灵活运用三型理论解决科研设计、统计表达与描述、各种简单与复杂统计分析，以及用国际著名统计分析系统 SAS 实现与前述全部内容有关的计算及其结果解释和结论陈述。

与本书对应的 SAS 引导程序（即 SASPAL 软件）由胡纯严研制，需要者或有疑问者请发电子邮件联系 valenccia@ sina. com。

30.《呼吸系统科研设计与统计分析》

本书由胡良平、鲍晓蕾主编，军事医学科学出版社于 2013 年出版，全书 53.8 万字，定价 55.00 元。本书以近几年出版的与呼吸系统科研相关的杂志为主要资料来源，在阐述统计学的基本理论、知识和技能的基础上，突出培养读者运用统计学思维方法的能力、科研设计能力和应用统计分析方法的能力，以及正确应用计算机处理临床科研资料的技术。书中还用较大篇幅介绍了呼吸科研课题和论文中常见统计学错误的辨析与释疑、SAS 软件的基础知识和使用技巧。

31.《护理科研设计与统计分析》

本书由胡良平、关雪主编，军事医学科学出版社于

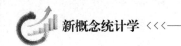

2013 年出版，全书 47.7 万字，定价 50.00 元。本书以近几年出版的护理科研相关杂志为主要的资料来源，自始至终采用"识别错误""正确引导"和"归纳总结"的写作架构，把人们实施护理课题和撰写学术论文中常出现的错误呈现出来，并逐一对错差进行辨析与释疑；对案例所涉及的统计学基础知识进行系统梳理，从正面加以引导；对有关的统计理论和方法，从原理上进行归纳总结，以便实际工作者不仅知其然，还能知其所以然。

32.《脑血管病科研设计与统计分析》

本书由胡良平、贾元杰主编，军事医学科学出版社于 2013 年出版，全书 50.3 万字，定价 58.00 元。本书结合脑血管病临床科研实际，比较全面地介绍了从事临床科研工作所必需的思维方法、统计学基础理论和基本的统计分析技术，内容包括统计思想与三型理论在脑血管病科研中的应用、脑血管病科研基础——统计表达与描述、脑血管病科研设计、脑血管病试验设计、脑血管病临床试验设计、脑血管病调查设计、样本量估计与检验效能分析、常见多因素试验设计类型辨析、定量与定性资料统计分析、简单相关与回归分析、多重线性回归分析与多重 logistic 回归分析。

33.《临床试验设计与统计分析》

本书由胡良平、陶丽新主编，军事医学科学出版社于 2013 年出版，全书 54.7 万字，定价 58.00 元。本书结合临床科研实际，首先介绍了临床前研究和临床研究的主要内容，不仅在内容的安排上达到了承上启下的效果，使读者很自然地进入临床试验的情境之中；而且在要点阐述上也言简意赅、纲举目张，使读者能在尽可能短的时间内领悟和抓住临床试验的核心和要领。在此基础上，结合笔者在国家级新药评审中发现的诸多问题，揭示了新药或医疗器械临床试验研究中避免陷阱和识别错误的策略，介绍了临床试验研究中的三要素、四原则、设计类型和比较类型的概念、方法和技术要领。进而针对临床试验研究中使用频率最高的设计类型——成组设计，围绕四种比较类型、定量与定性资料、假设检验、样本量和检验效能估计等关键性问题，结合临床实例逐一进行介绍，并对同类问题进行了比较研究。

34.《非线性回归分析与 SAS 智能化实现》

本书由胡良平、高辉主编，电子工业出版社于 2013 年出版，全书 51.5 万字，定价 39.00 元。本书概述了回归分析的概念、分类及简单直线、曲线回归分析和多重线性回归分析、复杂固定模式和非固定模式曲线回归分析、单水平和多水平多重曲线回归分析。对每种回归分析方法都介绍了分析目的、数据结构（问题与数据）、切入点（分析与解答）、统计模型（计算原理）、分析步骤（含 SAS 实现）。书中介绍了在固定模式单水平非线性回归分析及非固定模式单和多水平多重非线性回归分析中涉及的多种统计模型，书中还给出了在上述各种情况下，同类问题的比较研究和 SAS 智能化实现及结果解释。

与本书对应的 SAS 引导程序（即 SASPAL 软件）由胡纯严研制，需要者或有疑问者请发电子邮件联系 valenccia@ sina. com。

35. 《课题设计与数据分析——关键技术与标准模板》

本书由胡良平主编，军事医学科学出版社于 2014年出版，全书 48.5 万字，定价 48.00 元。本书以"如何做好科研课题"为出发点和落脚点，开门见山，直奔主题。第 1 章全面介绍了课题设计的基本概念、关键技术、具体做法和常见错误的辨析与释疑；第 2 章介绍了智源临床研究执行平台，它是一个智能化很高的数据管理和数据分析软件平台，集数据网络平台录入、随机分组、逻辑核查、与 SAS 软件实现无缝对接等功能于一身；第 3 章和第 4 章介绍了临床试验研究中不可缺少的两个关键技术，即样本含量估计和随机化的 SAS 实现；第 5 章介绍了临床试验数据管理的标准操作规程、质量控制、具体流程和建立数据库的多款软件；第 6 章到第9 章介绍了与高质量完成科研课题密切相关的对资料的统计表达描述和各种统计分析。与别的书不同的是，书中所介绍的统计分析方法几乎都可采用 SAS 智能化实现，免去了使用者在分析过程中很多不必要的担心和麻烦。

注：其他专著从略。